Plantes Médicinales et Complexité

Logiques sociales

Collection dirigée par Bruno Péquignot

En réunissant des chercheurs, des praticiens et des essayistes, même si la dominante reste universitaire, la collection « Logiques Sociales » entend favoriser les liens entre la recherche non finalisée et l'action sociale.

En laissant toute liberté théorique aux auteurs, elle cherche à promouvoir les recherches qui partent d'un terrain, d'une enquête ou d'une expérience qui augmentent la connaissance empirique des phénomènes sociaux ou qui proposent une innovation méthodologique ou théorique, voire une réévaluation de méthodes ou de systèmes conceptuels classiques.

Dernières parutions

Franck DUBOST, *De l'oubli par la sociologie contemporaine du concept d'anomie*, 2013.

Deguise-Le Roy, Éric Letonturier, Sylvie Pflieger, Bernard Valade (dir.), *La générosité*, 2013

Stefania PONTRANDOLFO, *La dissolution identitaire d'une communauté rom. Ethnographie d'une disparition*, 2013.

YANG Xiaomin et ZHENG Lihua, 文化與管理*Culture et management,* 2013.

Suzie GUTH (dir.), *Saul Alinsky, Conflit et démocratie locale*, 2013.

Yamina MEZIANI et Pierre VENDASSI (coord.) VOCATION SOCIOLOGUE, *Les politiques à l'épreuve des sociologues*, 2013.

Leila JEOLAS, Hagen KORDES, *Risquer sa vie pour une course. Parcours de vie d'une jeunesse brésilienne accro aux courses illégales de voiture et de moto,* 2013.

Rachida BOUAISS, *Collégiennes en quête de beauté,* 2013.

Alexis FERRAND, *La formation de groupes de jeunes en milieu urbain. Pratiques spatiales et rapports sociaux,* 2013.

Servet ERTUL, Jean-Philippe MELCHIOR, Éric WIDMER, *Travail, santé, éducation. Individualisation des parcours sociaux et inégalités*, 2013.

Pascal VALLET, *Les dessinateurs. Regard ethnographique sur le travail de dessinateurs dans des ateliers de nu*, 2013.

Yannick BRUN-PICARD, *Géographie d'interfaces. Formes de l'interface humanité/espaces terrestres*, 2013.

Lucie GOUSSARD et Laëtitia SIBAUD (dir.), *La rationalisation dans tous ses états, Usages du concept et débats en sciences sociales*, 2013.

Christiane Saliba SFEIR, *Parentalité, addiction et travail social*, 2013.

Hélène BUISSON-FENET et Delphine MERCIER (dir.), *Débordements gestionnaires, Individualiser et mesurer le travail par les outils de gestion*, 2013.

José Maria Tavares de Andrade

Plantes Médicinales et Complexité

Traduit du portugais par
J.-M. T. de Andrade et Xavier Gegout

L'Harmattan

Du même auteur :

Chez l'Harmattan :

Une Mythologie Brésilienne, 2013.
Magie, Ethnomédecine et Religiosité au Brésil, 2013.
Le corps fermé et l'ethno-immunologie in *Le Corps et ses orifices* (sous la direction de Bianquis I., Le Breton D. et Méchin C.), 2004.
L'argent et son double : La *botija* au Brésil in *Le corps, son ombre et son double* (sous la direction de Bianquis I., Le Breton D. et Méchin C.), 2000.
Sens d'un corps mythique au Brésil *in Anthropologie du Sensoriel* (sous la direction de Bianquis I., Le Breton D. et Méchin C.), 1998.
Le corps complexe : Espinhela au Brésil in *Usages culturel du corps* (sous la direction de Bianquis I., Le Breton D. et Méchin C.), 1997.

Chez d'autres éditeurs :

Mitologia da Mata ao Sertão, Ed. UFPE, Recife, 2013.
Quéssia voltou, Ed. Assis Lourenço, Ferreiros, 2013.
José os seus e o mundo - Auto exo ecobiografia, Ed. Assis. Lourenço, Ferreiros, 2012.
Quéssia, divindade homem-planta, Ed. Assis Lourenço, Ferreiros, 2012.
Andanças e Devaneios – Louvação, Ed. Assis Lourenço, Ferreiros, 2011.
Cadernos de História Ferreiros 1, Ed. Assis Lourenço, Ferreiros, 2011.
Complexidade : Educação, Cultura e Civilização, Ed. UFPE, Recife, 2010.
Terapia panteísta ou religião da Natureza, Ed. Massangana, Recife, 2010.
Del diálogo entre medicinas in *Medicina Tradicional Andina, Planteamientos y aproximaciones,* (sous la direction de Ricardo et Rodolfo S. Garrafa,), CBC/CMA, Cusco, 2009.
Planta, remédio, América Latina, M&A Publishers, Strasbourg, 2008.
Metodologia para mobilização coletiva e individual, Ed. UFPB, João Pessoa, 2003.

Couverture : image de Marco de Aurélio (http://www.marcodiaurelio.com)

5-7, rue de l'École-Polytechnique ; 75005 Paris
http://www.librairieharmattan.com
diffusion.harmattan@wanadoo.fr
harmattan1@wanadoo.fr
ISBN : 978-2-343-01146-2
EAN : 9782343011462

Sommaire

Présentation

C'est l'opportunité de la renaissance d'un processus de fusion du savoir populaire et du savoir technique.

(Abreu Matos)

Les plantes médicinales représentent sur la planète la locomotive de la Médecine Traditionnelle (MT).Elle est désignée ainsi officiellement par l'Organisation Mondiale de la Santé (OMS), mais nous la connaissons tous sous les noms de médecine familiale, populaire, ou encore naturelle, alternative ou complémentaire. C'est dans le contexte de cette MT que nous rencontrons, partout présente, la Phytothérapie, car les plantes médicinales sont un héritage universel et l'un des plus anciens de l'humanité.

Le titre brésilien de cet ouvrage énumérait trois mots clé : Plantes, Remèdes, Amérique latine, qui peuvent être lu dans la perspective de l'altermondialisation et de la souveraineté agricole, sans parler de la sécurité alimentaire, comme un appel impératif : cultivez et préservez notre nature ! Et à propos de la pionnière Rencontre d'herboristes populaires (voir chapitre 1) on a affirmé : « Nous avons rencontré la nature, qui est aussi notre propre nature ! »

La MT, patrimoine de l'humanité, s'est partout élaborée en adéquation aux contextes écologiques divers et dynamiques qui constituent en même temps des contextes culturels - ce que nous appelons la diversité bio-culturelle.

Nous avons adopté un point de vue interdisciplinaire afin de reconnaître la complexité de l'usage des plantes médicinales qui font partie des ressources aussi bien naturelles qu'humaines et culturelles. On s'écarte ainsi de la conception réductionniste qui ne voit dans les plantes qu'un élément du milieu ambiant ou encore qu'un élément de divers groupes culturels.

Ce livre résulte d'une collection de textes qui reconstituent tout un parcours du mouvement brésilien de la Phytothérapie en Service Public. Il est destiné à évoquer la lutte de la Société civile brésilienne (et de l'Amérique latine), dont les ONG frappaient à la porte des gouvernements. Ainsi il revient sur les étapes de la mobilisation individuelle et collective, à l'exemple du Mouvement Populaire de Santé, Phytothérapie en Service Public (*Movimento Popular de Saúde, Fitoterapia em*

Serviço Público) et des Agents Populaires de Santé, (*Agentes Populares de Saúde*). Cette conjonction de volontés complémentaires ont permis le succès de deux Séminaires Latino-américains sur la Médecine Traditionnelle dans les Systèmes Formels de Santé : au Pérou en 1988 et à Saint-Domingue en 1992.

Les huit chapitres du présent ouvrage illustrent et explicitent une action citoyenne dédiée à la recherche, à "l'extension" et à l'enseignement universitaire. Cette nouvelle Anthropologie complexe appliquée à la Phytothérapie fonde et brandit la bannière des plantes médicinales au Brésil et en Amérique latine, comme le disait le professeur de Abreu Matos dans la Préface de l'ouvrage officiel[1], la Phytothérapie dans le Service Unique de Santé et le Programme de Recherches de Plantes Médicinales de la Centrale de Médicaments, (*A Fitoterapia no SUS e o Programa de Pesquisas de Plantas Medicinais da Central de Medicamentos)* est l'occasion de la renaissance d'un processus de fusion du savoir populaire et du savoir technique[1] [notes en fin d'ouvrage].

1
La nature des hommes[1]

Le parc de la Casa da Criança (Maison de l'Enfant), dans la municipalité d'Olinda en fête, accueillait en cette fin de semaine une fourmilière humaine : une multitude de participants, de visiteurs, la presse et les organisateurs de la Première Rencontre des Herboristes populaires, Guérisseurs et Prieuses (*Rezadeiras*) de l'État de Pernambouc.

Qui ne se sentait chez soi, détendu, sous ces arbres majestueux aux bras ouverts, aux rameaux ornés de fleurs ? Qui ne se sentait à l'aise dans cette assemblée aux origines si diverses ?

Chacun retrouvait là un accès à la nature, à sa propre nature ! Il suffisait pour s'en convaincre de constater que les herbes, les prières et les guérisons s'offraient à tous dans cet espace partagé.

Là jaillissaient des récits de guérisons ; ici des témoignages de combats contre la maladie ; partout la connaissance des plantes, le secret des racines, des feuilles, des graines, des tubercules, des rameaux de toutes formes, des écorces, des fleurs de toutes couleurs, des fruits de toutes saveurs, ; le secret des troncs, des tiges et de la sève - leurs cheveux et leur lait comme s'ils étaient nôtres.

Les recettes transmises de bouche à oreille prenaient vie, comme une sagesse de la nature elle-même, sans cesser d'être à la fois savoir et saveur de la culture traditionnelle. Dans les ateliers de culture, une foule de femmes, d'hommes et d'enfants se mêlaient à la nature qui les entourait sans cesser d'être eux-mêmes, intègres dans leur enveloppe vitale. Les groupes humains se sont formés en ouvrant des clairières, en luttant entre la vie et la mort. C'est ainsi que la vie s'est construite, accumulée et transmise d'une génération à l'autre, grâce aux secrets découverts, célébrés ou reconnus. Et c'est ainsi que je voyais et vivais cette rencontre. Rencontre double, avec cette nature dont l'homme est né, mais aussi avec la nature humaine elle-même qui s'épanouit dans cette immersion. La nature enseigne, certainement, puisque les gens apprennent d'elle.

La récolte que nous a offert cette manifestation à Olinda n'était pas faite que de remèdes naturels, ou d'éléments d'agriculture ; c'était une récolte de culture populaire, de savoir, ce qui dans les livres s'étudie sous le nom d'anthropologie.

Mais les participants de ces journées furent témoin de ce qu'on ne peut pas échanger la relation à la terre et aux éléments de la nature contre ce que les livres disent, contre ce qui est écrit. Les classes populaires enseignent et apprennent qu'on ne peut pas remplacer la relation avec les éléments du monde, la terre, le feu, l'eau, les plantes, le vent, la lune, le soleil... même si les livres de prières, d'art et de sciences peuvent aussi nous aider à rencontrer les choses telles qu'elles sont aujourd'hui.

Nous autres, professionnels diplômés, en nous retrouvant là, voyions comment naissait la science, apprenions comment ont pu s'écrire les premiers livres, en récitant l'expérience du monde.

Les spécialistes de l'éducation présents s'éduquaient eux-mêmes par l'échange d'expériences vécues. Les botanistes reconnaissaient qu'avant qu'on n'attribue aux plantes des noms latins - pour éviter qu'elles ne se mélangent dans tant de langues et tant de bouches - les métis d'indiens (*caboclos*) s'étaient déjà approchés des remèdes de la forêt, en découvrant leurs propriétés curatives ou toxiques, jetant ainsi les bases des sciences de la vie et de la santé.

Les professeurs se persuadaient que la connaissance traditionnelle de la guérison par les plantes (phytothérapie) devait être considérée comme auxiliaire de la recherche menée en laboratoire, des industries dont nous avons besoin pour sauver tant de vies menacées.

Les écrivains et les journalistes voyaient de près comment ont pu s'écrire les premiers textes, les premières recettes et les premières prescriptions. Ainsi, les expériences vivantes concrètes, dites et racontées, se transformaient en annales, en reportages, en brochure et en manuel.

Il y eut une réflexion sur les conditions de vie et de santé ; sur l'influence exercée sur elles par les facteurs économiques constitutifs du complexe médico-pharmaco-hospitalier. Les médecins firent la démarche de reconnaître la médecine traditionnelle ou populaire, avec ses potentialités et ses ressources en savoir et en savoir-faire, héritage millénaire de l'humanité dans sa lutte pour la vie.

Ce fut une confrontation étonnante : les uns enseignaient sans avoir appris dans les livres, les autres enseignaient ce qu'ils apprenaient, dans la vie et dans les livres. Herboristes, prieuses et guérisseurs, médecins et infirmiers, psychologues, botanistes... tous acteurs de la santé, aux démarches de soins si différentes. Chacun cherchait à apprendre des autres dans leurs tentatives pour sauvegarder la vie, conférant un nouveau sens aux actions entreprises autour d'eux.

2
Plantes médicinales, ressources de santé - Pernambouc et Paraíba (Brésil)

J'ai initié une recherche sur les plantes médicinales en 1983, au sein d'une équipe interdisciplinaire de l'Université de la Paraíba. Nous nous sommes alors engagés à restituer, à tous les informateurs ayant participé, la somme des connaissances populaires élaborées au sujet des plantes utilisées comme remèdes, ainsi que notre travail de comparaison avec les connaissances scientifiques. À ce titre, nous reprenons ici le contenu du petit livre de vulgarisation diffusé à cette occasion. Dans l'annexe C, les noms des informateurs - des co-auteurs - sont cités en souvenir de leur participation.

Indépendamment des sciences et de leur traduction en laboratoire, des millénaires avant leur existence, un riche savoir-faire dans le soulagement des souffrances et des maladies a été transmis d'une génération à l'autre et peut encore être transmis et perfectionné. Nous pouvons dire que cette sagesse est toujours largement pratiquée et valorisée, ce qu'illustrent les informations qui nous ont été confiées dans les municipes d'Itambé (Pernambouc) et de Pedras de Fogo (Paraíba) au Brésil. Certaines personnes vivent encore aujourd'hui avec les plantes comme c'était le cas jadis. On observe également un retour à l'utilisation des plantes dans les grandes villes, chez les gens plus aisés, en Amérique latine comme partout dans le monde.

Dans notre travail, nous avons compté sur une équipe (cf. note 17 du chapitre 8) de différents professionnels, tels que botanistes, anthropologues, sociologues, médecins et agents de santé, en collaboration avec les pouvoirs publics et secrétariats de santé des deux municipes. Et nous tenons à souligner que les principaux collaborateurs ont été ces informateurs dans les campagnes et villages. Nous avons recueillis des données à propos de 252 plantes grâce à la participation de 178 personnes. La plupart d'entre eux (77,5%) sont des femmes. En effet, ce sont elles qui s'occupent davantage des plantes et des travaux domestiques, donc du jardin, dans la division sexuelle du travail. Ces informatrices se trouvaient donc également davantage à la maison lors de nos visites.

La recherche a été réalisée en bonne partie en zone rurale. Au municipe d'Itambé ont été inclus les deux districts de Caricé et Ibiranga, avec le municipe de Juripiranga (Paraíba). C'est dans la municipalité de Pedras de Fogo que nous avons visité Una, Bela Rosa et Oratório.

Rareté des plantes médicinales, problème humain et écologique

L'avance incontrôlée des plantations de canne à sucre dans le nord-est du Brésil a des conséquences évidentes et désastreuses, pour l'environnement comme pour la population des travailleurs, hommes exclus de leur terre. En résulte une réduction dramatique de l'accès à la nature.

Ce processus de perte de contact, vis-à-vis de la terre et de ses ressources naturelles, prive les habitants d'une part de la possibilité de cultures de subsistance, et d'autre part réduit ou supprime la disponibilité des plantes médicinales sauvages.

Cette dégradation de la nature atteint donc à la transmission de l'héritage culturel, relatif aux connaissances et à l'usage des plantes. Nous avons constaté cette réalité, particulièrement à Itambé, où les plantations de canne se sont étendues d'une manière brutale, jusqu'à une quasi-extinction des plantes sauvages et des arbres fruitiers. À Pedras de Fogo, cette situation est présente à plus petite échelle, car il existe encore des cultures diversifiées et de petits jardins familiaux où des plantes médicinales sont cultivées.

Pourquoi les plantes sont-elles baptisées en latin ?

Le nom scientifique des plantes s'écrit en latin. Pourquoi les plantes ayant reçu un nom populaire sont-elles rebaptisées par les botanistes, portant même le nom du découvreur ? N'importe quel chrétien peut baptiser un païen, mais c'est le prêtre qui se dédie spécialement à cette fonction, pour pouvoir inscrire le nom dans le registre religieux. Anciennement, les prêtres baptisaient en latin, et dans tous les pays du monde, on utilisait les mêmes mots. La science accomplit de la même façon une description spécifique, délicate pour les non-initiés. Elle garantit une certaine organisation des connaissances. Les plantes médicinales peuvent ainsi être déterminées d'un pays et d'une langue à l'autre. Il est très important de pouvoir, n'importe où dans le monde, identifier avec certitude les caractéristiques d'une plante qui va entrer dans la composition d'une tisane, par exemple. C'est pour cette raison que le Dr Celerino Carricone, médecin phytothérapeute, ne conseille pas la diffusion de livrets proposant des recettes de remèdes à base de plantes. Pour ne pas risquer de commettre d'erreurs dangereuses, ou qui rendraient le soin inefficace, au risque de discréditer la médecine par les plantes.

Dans le cadre de notre étude, la Dr Fátima Agra, de l'Université Fédérale de la Paraíba, nous a permis d'identifier scientifiquement les nombreuses plantes indiquées par nos informateurs ; pour d'autres ce ne fut pas possible. Pourquoi ? Vous savez peut-être que c'est par l'organe floral que l'on peut avec certitude déterminer l'espèce à laquelle une plante appartient. La fleur, dans lequel se trouve l'utérus (parfois appelé « mère du corps » par le peuple brésilien), n'est bien entendu pas présente à chaque saison, ni le fruit qui apporte également de bonnes indications.

Dans le tableau présenté dans l'annexe A, sont indiquées par ordre de fréquence d'usage, les plantes les plus utilisées par les informateurs des deux municipes. Sont ajoutées quelques indications médicales, en plus du nom de genre (premier nom latin), suivi du nom d'espèce (deuxième nom) et du botaniste ayant réalisé la classification.

Le soin et l'enseignement des remèdes

Être vigilant à propos de l'identité d'une plante médicinale est l'une des premières précautions à prendre. Selon les endroits, même proches, une plante peut être appelée par des noms différents, ce qui peut provoquer des erreurs. À Itambé et Pedras de Fogo, nous avons rencontré ce problème illustré par une phrase : « Quand on ne connaît pas bien une personne malade, on ne doit pas lui enseigner un quelconque remède».

L'attention doit être portée également sur la partie de la plante utilisée. Nous connaissons des plantes dont les feuilles constituent un médicament, mais dont la racine peut tuer. La quantité constitue une question déterminante et délicate. Les gens disent « C'est un grand coup qui va tuer le serpent ». Mais ce coup peut nous être retourné. La partie active du remède dépendra de beaucoup de facteurs, difficilement maîtrisables. Il faut en particulier se méfier des plantes mal conservées : si elles ne sont pas bien séchées, des moisissures se développent, altèrent la qualité d'un remède, et peuvent le rendre dangereux.

Le retour à la nature et à la culture populaire dans le monde

L'Institut de Providence Sociale du Mexique prépare les médecins à travailler avec les agents de santé traditionnels (sages-femmes, *rezadeiras* (prieuses), herboristes,...) qui préparent des remèdes à base de plantes pour ceux qui ne peuvent les récolter. Au Poste Médical de Vila, à Itambé, a été réalisé un jardin de plantes médicinales, à côté d'une école ; cette expérience a suscité un intérêt prometteur. Nous avons visité à Olinda un autre jardin mis en place avec le soutien de la mairie ; un autre espace cultivé existe au sein de l'Université Fédérale du Ceará, appelé "pharmacie vivante du Dr Matos", qui distribue des plantules à la population ; ce concept a été mis en pratique également dans l'hôpital de Caratinga, dans le Minas Gerais et au Planaltina, près de Brasilia,... et continue de se répandre au Brésil.

Dans la revue *Isto É* (du 5/03/86) furent présentés les résultats du travail que la Central de Medicamentos (CEME), organe du Ministère de la Santé, a réalisé sur la phytothérapie. « Le Nouveau Pouvoir des Vieux Remèdes », écrit la revue. Il s'agit d'un pouvoir nouveau uniquement dans le sens où sa reconnaissance est récente. Le vieux pouvoir, la vieille sagesse des Indiens et des paysans est enfin pris en compte par les pouvoirs publics. Quelques médecins et scientifiques cherchent encore à dissimuler ce pouvoir. Trop souvent, la médecine moderne nie sa propre mère, la thérapie traditionnelle ; mais de nombreuses études attestent désormais de la validité des médecines traditionnelles.

3
Phytothérapie, connaissance et service public[1]

Présentation

« De la connaissance populaire aux connaissances scientifiques dans les pratiques de santé en phytothérapie » : cette formulation initiale du thème a été proposée dans le cadre du projet de recherche *Fitoterapia em serviço público* (Phytothérapie en service public). Ce projet a été élaboré en 1983 et a été réalisé l'année suivante lors d'une recherche de terrain à Itambé et Pedras de Fogo. Il a été poursuivi ensuite avec la collaboration des médecins, des pharmacologues, des botanistes et surtout des sociologues du Département des Sciences Sociales de l'Université Fédérale de la Paraíba.

Cette expérience pilote fut difficile mais très féconde. L'objectif était de créer une articulation entre recherche académique, enseignement et *extension*, les trois piliers de l'université brésilienne. Le terme d'extension - *extensão* en brésilien - est en français tombé dans l'oubli, et correspond à la présence et à la responsabilité des services publics universitaires extra muros, un « service à la société », comme il est désigné à l'Université Catholique de Louvain, en Belgique. Cette ambiance de travail interdisciplinaire fut entretenue ensuite par le Groupe Intégré de Plantes Médicinales (GIPLAM). De ces échanges, outre un compte-rendu, nommé « Savoir et Pouvoir des Plantes », ce qui résulta de ces échanges fut une avancée dans la reconnaissance de la complexité du phénomène phytothérapique. Cela m'est apparu comme un défi novateur dans la perspective d'une nouvelle épistémologie de la complexité.

En accompagnement d'un traitement quantitatif des données, recueillies à travers mille questionnaires, il s'agissait précisément de respecter la complexité de la représentation populaire de la santé. La phytothérapie se trouve au centre d'un schéma qui cherche à articuler différents savoirs académiques, qui se trouvent encore isolés, et auxquels je me réfèrerai par la suite.

L'expérience millénaire et universelle de la phytothérapie est l'un des champs privilégiés du domaine plus vaste de la médecine traditionnelle (MT). Le défi, en termes de connaissance, est de rompre avec un modèle classique de la science - rationaliste, réductionniste - soit un paradigme occidental qui divise l'homme et le monde en morceaux. Cette approche, qui va de pair avec un phénomène d'hyperspécialisation, induit une forme d'hermétisme disciplinaire, devenant puzzle et casse-tête, ne traduisant pas les interactions constantes de ces dimensions pourtant éminemment visibles sur le terrain. Ce puzzle occulte des visions d'ensemble sur l'Homme, la vie, le monde[2], qui offriraient d'autres perspectives pour les défis quotidiens des personnes, des professionnels et des institutions, au niveau individuel et collectif. Je prends ici une certaine distance vis-à-vis de la problématique posée dans le cadre de ce texte, pour expliciter quelle position j'assume et d'où je m'exprime.

Il existe une prise de conscience de la diversité des domaines concernés par la phytothérapie. Je perçois que dans le travail des Secrétariats de Santé d'État (des provinces brésiliennes) apparaissent différentes approches de la phytothérapie. J'ai participé au Brésil à une réunion du programme interministériel et fut témoin du nombre important de ministères concernés par la question des plantes médicinales.

Chacune de ces expériences de travail en phytothérapie présente des questionnements d'ordre théorique qui ne sont pas toujours éclaircis et exigent donc une prise en charge épistémologique. Ces questions sont pour certaines inclues dans le champ de ma recherche post-doctorale[3]. Cette réflexion est stimulante pour l'auto-évaluation que je réalise sur ma pratique académique, dans le cadre de l'*extension* universitaire, une tâche de service public.

J'ai écrit que la phytothérapie représente une des dimensions centrales du champ de la MT, mais la dimension cognitive de ces pratiques traditionnelles n'est pas toujours prise en compte dans la description des différents types de médecine. Il ne s'agit pas de se contenter d'une typologie ou d'une forme de pensée qui va du populaire au plus ou moins scientifique. Dans cette même perspective anthropologique, la phytothérapie constitue davantage qu'un objet d'étude. En tant que citoyen, et en termes éthiques, je partage la destinée même de la culture phytothérapique de la culture traditionnelle. De par mes origines, je suis heureux de reconnaître et de découvrir, de collecter une matière première et naturelle dans le but d'une production érudite. Je me sens, en tant qu'anthropologue, impliqué au destin théorique et pratique de ces connaissances : connaissance scientifique et traditionnelle, populaire, magique, mythique, mystique. Ces connaissances traditionnelles se retrouvent d'une façon ou d'une autre dans le contexte des études écologiques, ethnobotaniques, ethnopharmacologiques, médicales et anthropologiques.

Je me sens comme un maître de la danse des *cirandas* (du Pernambouc) qui improvise cette épopée renouvelée, vitale, qui appelle par une ronde de rêve et de lutte, de maladie, de souffrance mais aussi de remèdes, les corps et les plantes vivantes, le monde de la Nature à l'intérieur de nous-mêmes et la nature du Monde dans lequel nous sommes semés. *Ecologia e cosmologia.* Écologie et Cosmologie, Botanique et Anthropologie, Médecine et Pharmacologie. Dans ces feux croisés, dans l'écho théorique de ces -gies (se répondant comme les chants de certaines grenouilles nommées *jias*), où se trouve la sagesse ?

Je voudrais me référer d'une manière moins poétique au sujet de cette *poiesis* (créativité). Les échos de ces « logies » freinent, retardent ou encerclent la ronde que nous tentons d'animer. J'entends ici que nous ne pouvons nous laisser posséder par des modèles présupposés ou préjugés, car nous reconnaissons un besoin de sagesse[4], ou de Science avec conscience, comme l'exprime Edgar Morin. Les idées, même si nous sommes pragmatiques[5], peuvent prendre possession de nous, au lieu de libérer notre créativité, ingéniosité voire génialité, requis par tous les défis présentés à notre temps. C'est là le danger du mode de connaissance dogmatique, sectaire et des modèles fermés. Là, nous trouvons les fantasmes de théories définitives, comme résultant d'une surpuissante autodéfense immunitaire[6].

Je reprendrai cette thématique théorique par les conclusions auxquelles je suis parvenu dans un récent travail collectif à Cuzco, au Pérou, qui sera décrit plus en détail à la fin de ce chapitre. Il s'agit de ma conclusion personnelle au sujet de cette rencontre de solidarité latino-américaine.

J'ai comme objectif la continuité de l'échange et du renforcement des expériences et réflexions partagées avec les camarades de ces nations sœurs. Je reconnais cependant les spécificités des différentes expectatives : certains revendiquent des priorités d'action au niveau gouvernemental, d'autres s'engagent dans un travail où la phytothérapie se maintient dans le contexte d'une médecine traditionnelle et des mouvements populaires. Dans ce dernier cas, il s'agit souvent d'auto-organisation et d'autoconsommation, familiale et communautaire, impliquant un travail de terrain et d'assistance sanitaire.

Caractéristiques de la Médecine Traditionnelle (MT)

La médecine traditionnelle peut être caractérisée en tant que sous-système non institutionnel, pouvant être lié à une « épidémiogonie » (pardon pour le terme) par ses aspects de religiosité, et de base de pensée symbolique, mythique et magique. La MT est avant tout formulée par des sous-systèmes. Ils résultent particulièrement au Brésil d'un processus de dés-institutionnalisation des systèmes "premiers", indigènes, africains, ou européens, qui furent affectés par la violence de la colonisation.

J'ai travaillé sur la catégorie de non-institutionnel, en tant que pôle du mouvement populaire, avec ses prophétismes ; mais aussi sur les catégories de l'institutionnalisation. Les systèmes orientaux, disposant d'une écriture, furent à même de résister à une avalanche d'influences occidentales et de se ré-institutionnaliser, comme en Inde, en Chine et au Japon.

La MT comprend une imbrication universelle avec des dimensions religieuses au sens large. On y fait appel au transcendent et au sacré pour permettre une lecture et une convivialité avec les mystères de la vie et de la mort, du bien et du mal, des éléments cosmiques, et de l'homme en tant que microcosme. Les présupposés sous-jacents, considérés en termes cognitifs, permettent de mieux comprendre la MT dans ses bases de pensée symbolique. Ce système symbolique[7], que j'avais étudié à propos de la religiosité dans le Nordeste, implique un processus mythologique vivant et un appel constant à la guérison magique. Je reprends ici les écrits d'Edgar Morin, dans lesquels il formule la pensée symbolique/ mythologique/ magique[8].

Cet auteur évoque également la dualité mythos/logos, ainsi que la « logie » qu'on inclurait dans le néologisme phyto/thérapie/logie. Dans ce qui suit va se clarifier la dualité de deux paires en opposition : la médecine traditionnelle et la médecine officielle.

Caractéristiques de la Médecine Officielle (MO)

Nous avons adopté le terme de médecine officielle pour ce qui est aussi appelé médecine moderne, ou comme ici en Europe, allopathie, médecine conventionnelle, voire "traditionnelle" ou scientifique.

Ce complexe médico-pharmaco-hospitalier est caractérisé par une opposition à la MT à travers trois traits distinctifs : elle est un système d'état, légal et institutionnel, en processus permanent de sécularisation ; elle a comme base la pensée empirique rationnelle[9] ; la MO est devenue d'état (ceci est flagrant dans les pays colonisés) avec l'intervention des "docteurs", ou dans le cas du Brésil, des « *mestres de curar e criar meninos* » (maîtres indiquant comment soigner et élever sainement les enfants), qui de fait étaient beaucoup plus rares dans les endroits écartés de la cour ou des pouvoirs coloniaux.

Cette médecine reçoit une légitimité s'inscrivant dans les actions individuelles et économiques. La France, par exemple, ne reconnaît pas les diplômes seuls d'acupuncture, ou de médecines chinoise ou indienne, mais les médecins formés à l'occidentale peuvent exercer légalement ces pratiques, en adoptant des méthodes de soin non considérées comme scientifiques en Europe. Le fait que le pouvoir politique, institutionnel, de législation, se base ici sur l'écriture, n'est pas une coïncidence à mésestimer. À ce jour, en Inde, la formation des médecins ayurvédiques ne se fait plus oralement ; il leur faut dorénavant connaître des écrits plus ou moins anciens, et entreprendre une formation occidentale à l'université.

La médecine occidentale suit un processus de sécularisation qui a été particulièrement visible dans le cas français. Dans les hôpitaux ne se trouvent plus de crucifix, la présence et l'assistance religieuse sont discrètes et les défunts ne reçoivent qu'une attention technique. Ces altérations sont prises en considération en termes de bioéthique, en ce qui concerne par exemple l'utilisation des éléments du corps, et toutes les évolutions dues aux progrès des sciences biomédicales qui illustrent bien cette sécularisation.

Malgré tous ces changements, les professionnels de santé, même s'ils ne sont parfois que confrontés à distance à la souffrance et la mort, sont perçus du grand public à travers le parcours « initiatique » qui leur a conféré un statut respecté. La MO reste toujours un art, celui du dieu grec Esculape, symbole occidental fort. Elle se justifie d'une manière ou d'une autre par des avancées extraordinaires de technologie, et cherche à légitimer ses principes théoriques, logiquement organisés, avec des principes et des résultats. Ce qu'on appelle la médecine des preuves. Échappent de ces paradigmes les thérapies non biologistes, qui se nourrissent davantage de théories du langage, du rêve, ou de doctrines spiritualistes cherchant de nouvelles synthèses psychosomatiques.

Je conclus en reconnaissant que suivant les différentes pratiques de soin, il existe toujours des présupposés très distants dans les processus de production de connaissances. Souvent, cependant, dans leur demande de soin, parfois affectée par le désespoir, les patients ne sollicitent pas qu'un type unique de connaissance. Ils en appellent à différents processus complémentaires, pouvant paraître hétérodoxes du point de vue de l'offre de biens et services de soins officiels. Il existe une imbrication entre action et connaissance ; il ne semble pas possible de vivre, d'agir ou de traiter de santé exclusivement par la science, ou uniquement par le mysticisme.

Pour notre étude, nous ne disposions pas d'un modèle cognitif déjà fonctionnel. Nous avons dû utiliser notre imagination pour entreprendre de nouvelles actions professionnelles et institutionnelles. Ceci nous permet de prendre conscience des limites qui nous conditionnent à une reproduction de paradigmes incompatibles avec nos désirs de changement. Une exigence personnelle et institutionnelle nous amène ainsi à des changements concernant nos modes d'acquisition de connaissance.

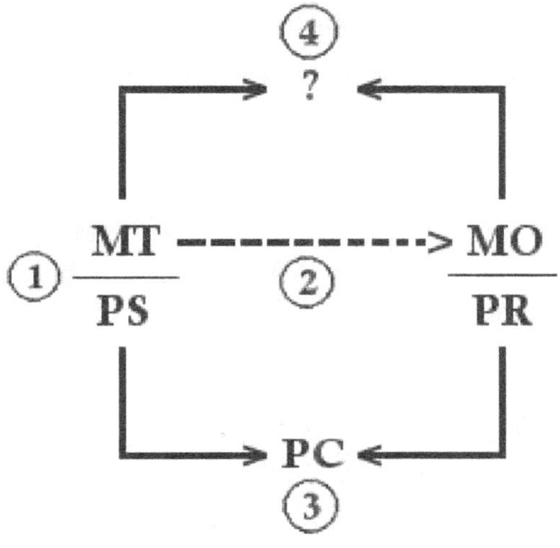

Fig.1 : Continuité et discontinuité entre MT et MO

Trois modes de pensée et deux paradigmes

1. Il existe toujours des présupposés sous-jacents dans les diverses pratiques de la médecine.

La MT fonctionne avec la pensée symbolique, magique/mythologique - comme le formule E. Morin (1986) -, ou avec la science du concret - C. Lévi-Strauss (1962). La MO, elle, se base sur la pensée empirique rationnelle.

Nous allons relier la médecine traditionnelle (MT) à la pensée symbolique (PS), et la médecine officielle (MO) avec la pensée empirique/rationnelle (PR).

2. Il existe incontestablement une continuité entre les deux modèles de médecine, mais en sens unique. La MT a permis l'émancipation d'un courant devenu la MO. En termes de systèmes de pensée ou de processus cognitif, ce fut la pré-science qui permit l'apparition du nouveau paradigme empirique rationnel. À propos de l'histoire de la médecine ou de l'histoire de la science, nous pouvons proposer une lecture du processus de filiation ou d'émancipation. L'ethnobotanique, par exemple, continue d'alimenter la pharmacologie, et l'industrie chimique. Est-il possible, à l'inverse, de rétablir une sorte de feed-back entre MO et MT ?

3. L'interface complexe entre ces deux paradigmes ne peut admettre une réduction de leur relation à une dépendance ou à une orientation univalentes. La reconnaissance des limites et complémentarités de ces deux types de pratiques doit passer par l'élaboration d'une Pensée Complexe (PC).

4. Nous avons assisté, dans ces derniers temps, à une tendance nouvelle visant à intégrer les ressources de la MT dans les systèmes officiels de santé. Malheureusement, le Programme de Médecine Traditionnelle de l'Organisation Mondiale de la Santé (OMS/OPAS) ne parvient pas à articuler les efforts pionniers de certains gouvernements locaux et secrétariats, comme ceux présents dans le cadre de la rencontre nationale brésilienne Phytothérapie en Service Public. Les expériences existantes, particulièrement dans les pays du Tiers-Monde, sont un contre-point, c'est-à-dire un mouvement contraire au rythme prédominant. Cette tendance nouvelle parvient difficilement jusqu'au niveau gouvernemental et pourrait s'orienter vers une démocratisation par la participation populaire et l'intégration des ressources naturelles et culturelles dans la lutte pour la santé. Ou alors, très différemment, elle serait la manifestation du passage d'une autoconsommation de plantes médicinales *in natura* à une consommation de masse, industrielle, des biens et services de soins officiels.

On peut néanmoins rêver d'une médecine préventive, d'une promotion des ressources humaines pour garantir la sauvegarde d'une certaine sagesse traditionnelle. L'intégration des richesses humaines : culturelles et naturelles.

En concluant la présentation de ces deux approches de soin, établissons une relation entre leurs bases de pensée et modes de connaissance respectives. Je faisais auparavant référence schématiquement à des processus ou rythmes qui ne peuvent être confondus avec des temps historiques successifs, la MT n'étant pas seulement une pratique du passé. D'après l'épistémologie de la complexité (cf. E. Morin), la pensée complexe (PC) serait à même de surmonter la dichotomie entre la pensée des sciences classiques ou rationnelle (PR) et la pensée traditionnelle ou pensée symbolique (PS). Ces types de relation, pour être exhaustivement formalisés, exigeraient un fastidieux travail[10] qui ne peut être réalisé ici, mais seulement évoqué dans la proportion de cette règle de trois :

La pensée rationnelle est à la pensée complexe ce que la pensée complexe est à la pensée symbolique.

$$\frac{\mathbf{PR}}{\mathbf{PC}} \qquad \frac{\mathbf{PC}}{\mathbf{PS}}$$

Par la suite, je ferai référence à la partie supérieure du schéma précédent. Il s'agit de compléter ce graphe en prenant en compte la dissymétrie, le sens unique de la MT vers la MO. Existe-t-il une possibilité de rétroaction de la MO vers la MT, un réel dialogue entre les deux médecines ?

Nous avons besoin d'un terme moyen, afin que l'histoire comprenne un début, un milieu et un axe jusqu'à la fin. Les deux types de connaissance, y compris à propos des plantes médicinales, semblent en effet incompatibles entre eux. Le paradigme de la science classique ne peut ni légitimer ni nier la pré-science, son utérus primordial, et l'inverse n'est pas non plus possible. La complexité synergique des multiples substances chimiques, à l'intérieur d'une feuille végétale par exemple, ne supporte pas le réductionnisme des principes actifs et des contrôles cliniques qui se confessent être réalisés « en double aveugle », afin d'écarter l'effet placebo. Ce paradigme occidental de simplification correspond à un ensemble de principes d'intelligibilité propre à la scientificité classique, et l'ensemble est à même de produire une conception très simplificatrice de l'univers physique, biologique et anthroposocial.

Le paradigme de la complexité, en revanche, envisage l'ensemble des principes « qui peuvent déterminer les conditions d'une vision complexe de l'univers[11]... » Cette formulation centrale de *La Méthode*, œuvre principale d'Edgar Morin, nous permet d'articuler la pensée symbolique avec la pensée rationnelle. C'est ce nouveau paradigme qui va nous permettre de considérer un retour aux bases de la MT. Ce retour rejoint un mouvement pragmatique d'appel à la réappropriation et à la sauvegarde des ressources humaines, culturelles et naturelles, mises en jeu dans la MT. Ce nouveau paradigme correspond à un mode de connaissance qui, en dépassant les grilles rationalistes, reconnaît une « démocratie cognitive » - pour utiliser l'expression d'Edgar Morin. Nous sentons en nous-mêmes le besoin de reconnaître les limites ainsi que les complémentarités réciproques des modes distants de production de connaissance. Une plaque monolithique du discours biomédical a été rompue avec le surgissement de la médecine homéopathique, en Allemagne. La demande des différentes clientèles, en biens et services de santé, vont dorénavant au-delà de l'offre de la MO. Les gouvernements démocratiques peuvent reconnaître la faillite du système de services de santé publique, les étranglements des secteurs pharmaceutiques et hospitaliers, et les limites de la relation conventionnelle avec les médecins dont les patients ne se contentent plus, favorisant la demande de médecines douces, alternatives, parfois mystiques ou prophétiques. Ceci est visible du Japon au Brésil[12].

Prendre au sérieux la MT, dans ses limites et ses potentialités, en tant que ressource humaine, culturelle et naturelle, exige de notre part un effort d'articulation entre les nouveaux et anciens paradigmes occidentaux, et la spécificité d'un mode de connaissance traditionnel, symbolique, mystique et magique. Le développement d'un nouveau paradigme de la complexité doit dépasser les approches disjonctives, les relations de discontinuité entre les modes de connaissance qui se manifestent comme polarisés.

Ce programme de travail, qui s'initie à peine, est une anthropologie de la connaissance, qui s'inscrit dans les antagonismes et l'écartèlement entre élites et masses. Dans ces conflits latents, la question de la santé/maladie se présente comme un symptôme, mis à jour dans l'élaboration de projets nationaux.

Un séminaire latino-américain sur les « Théorie et pratique dans l'application de la médecine traditionnelle dans les systèmes formels de santé » eut lieu au Pérou[13] en 1989 et fut renouvelé en République dominicaine[14] en 1992. Je souhaite faire ici référence aux conclusion des discussions tenues au Séminaire de 1989 à Cuzco, concernant Théorie et Pratique, par lesquelles nous avons souligné les cinq aspects suivants, saillants lors des expériences réalisées au Pérou, au Chili, au Mexique, en Colombie, en Équateur et au Nicaragua.

De la relation éducative entre professionnels et population

Le problème de la valorisation et de « l'intégration » des ressources culturelles, humaines et naturelles, considérées dans leurs interrelations (dialogiques, pour ne pas dire dialectiques), fait que la MT exige un respect pour ses différences en termes méthodologiques. Cela pour garantir un accès démocratique, une convivialité quotidienne, éducative.

Dans ce travail pour la MT, on reconnaît quelques obstacles, surtout liés aux modes d'action des médecins. Mais il existe quelques professionnels, peut-être "fous", qui ambitionnent un rôle d'agent d'intégration entre les deux types de médecine. Ils agissent en conjugaison avec les agents traditionnels, avec les ressources locales, et en bénéficiant de l'implication de certaines institutions.

De la formation

Sans une formation professionnelle, en ce qui concerne l'approche des sous-systèmes traditionnels et de la méthodologie de travail, on ne peut constater qu'une reproduction de relations autoritaires et conflictuelles entre les professionnels de santé et la population, sans recherche conjointe de solution positive.

De l'autocritique

Une autocritique commune des professionnels impliqués dans cette nouvelle pratique permet une révision des compétences universitaires. Elle se nourrit d'un constant esprit critique de son travail, en évitant la culpabilisation des patients et la déformation des projets élaborés par la population elle-même.

De la méthodologie

Si de nombreuses méthodologies sont élaborées à partir de principes corrects, on peut dans la pratique être confronté à des principes et des valeurs qu'il est parfois nécessaire de refonder à travers une approche pédagogique. Outre les conclusions considérées précédemment, il existe des obstacles associés à un manque d'objectif, en ce qui concerne la finalité - ou téléologie, c'est-à-dire le résultat final de notre travail -, sans lesquels il serait ridicule de se livrer à la formulation d'une méthodologie.

De la recherche

Ce souci de finalité nous stimule sur les dimensions éthiques du travail d'investigation, exigées par les bouleversements rencontrés sur le terrain. De nouvelles connaissances se développent qui se doivent d'être multidisciplinaires, et qui d'après certains peut être réalisé dans le face à face entre savoir scientifique et savoir populaire. Mais jusqu'à quand la science, forte de son pouvoir, s'appropriera sans la respecter le savoir issu de la MT ? Par exemple, comment formuler les principes de la MT qui se transposent en langage scientifique ?... D'avoir acquis un savoir scientifique sur les plantes ne doit pas justifier un changement d'attitude de la part des professionnels de santé vis-à-vis des personnes qu'ils soignent. Comment maintenir une rigueur de scientificité dans l'investigation, qui soit menée en fonction de la demande réelle de la population ? En bref, comment faire en sorte que les sciences ne jouent plus un rôle d'expropriation du savoir et des savoir-faire traditionnels ?

D'autre part, les opinions évoquant le manque d'application pratique des recherches font porter sur elles un certain pessimisme. Vaut-il la peine de perdre du temps pour tenter d'élaborer des théories, de modifier des présupposés, ou doit-on laisser ces questions aux théoriciens... puisque la population, efficace dans les aspects pratiques, ne dispose pas de la dimension conceptuelle à associer aux recherches auxquelles elles participent ?...

À la fin des échanges, à propos de la science du monde andin, quelqu'un a parlé de « ne pas réduire sa transcendance », de ne pas altérer ses dimensions métaphysiques et/ou sacrées.

4
De l'ethnobotanique à la complexité phytothérapique[1]

La relation entre les hommes et la nature est infiniment plus importante - disait A. G. Haudricourt[2] - que la forme du crâne, ou bien la couleur de la peau, pour expliquer leurs comportements et même l'histoire sociale. Cette relation peut ainsi être considérée comme une cause explicative de l'évolution de l'Histoire et de la culture. D'autre part, nous ne pouvons pas négliger une lecture en termes inverses : à chaque contexte historico-culturel, correspond également une configuration des relations Homme / Nature.

Choisir l'un ou l'autre de ces éléments comme variable explicative, selon l'approche qui en est faite, peut mener à une posture idéologique rigide ; et selon qu'on leur attribue a priori un rôle de cause ou d'effet, cela peut conduire à des cercles vicieux dans les raisonnements qui en découlent.

Cette complexité se révèle au niveau empirique ; dans une démarche de recherche expérimentale, on fait le choix d'une variable-cause. Cependant, la complexité du réel ne doit-elle pas être respectée dans l'approche expérimentale ? C'est le pari de l'approche anthropologique qui entend étudier aussi bien les relations des hommes avec la nature que le comportement et l'histoire sociale.

Il convient de rendre hommage à l'anthropologue Haudricourt, pionnier - du moins en France - de l'utilisation du terme ethnobotanique, et qui a ouvert une nouvelle voie à l'interdisciplinarité face à la complexité, de la nature et de la culture, qu'on ne considérait naguère en Occident que séparément, mais qu'on perçoit moins désormais comme des territoires ou des domaines isolés, des *propriétés privées* de la connaissance. Nous devons relativiser aussi ce dualisme typiquement occidental et qui est en fait récent, nous dirait Philippe Descola : « On devra d´abord montrer que l´opposition entre la nature et la culture ne possède pas l´universalité qu'on lui prête[3]... »

Ainsi est née l'ethnobotanique

En 1973, Barran[4] a rendu hommage à André Haudricourt pour son œuvre dans le domaine de l'ethnobotanique. C'est par ce dernier que j'ai eu accès à cette idée, et il m'offre ici un point de départ. Il disait alors que trente ans auparavant, les sciences de la nature s'occupaient seulement du point de vue de la systématique, à propos des plantes médicinales. L'ethnobotanique est pertinente également pour les sciences humaines et sociales. Mais par fermeture ou zèle réductionniste, celles-ci dissocient elles-mêmes parfois les hommes de la nature.

Un demi-siècle sépare la naissance de l'ethnobotanique de son entrée dans le pays de Descartes ; d'où ma question : combien de temps nous faut-il encore pour dépasser les frontières où l'on persiste à tenir enfermées les dimensions ou variables de la complexité de l'homme dans le monde ?

Nous avons ailleurs déjà fait appel à Barrera[5] quand il affirme de façon lapidaire le caractère interdisciplinaire de la méthodologie ethnobotanique devant, par un minimum de cohérence, relever aussi bien de l'anthropologique que de la botanique. Cette tendance à l'ouverture interdisciplinaire s'affirme de jour en jour malgré les résistances des milieux académiques, malgré le coût que représente une réforme de la façon de penser, de pratiquer et d'enseigner les sciences. Outre cette perspective d'un nouveau paradigme de la complexité qui s'oppose au paradigme de la simplification, ou au principe de l'intelligibilité classique en science, comme l'explique E. Morin[6], nous disposons aujourd'hui de courants de pensée holistique qui envisagent d'articuler traditions, philosophies et sciences.

En reprenant dans le contexte académique d'aujourd'hui la contribution de Barran, on peut mesurer l'intensité de ces nouveaux efforts qui répondent à une double demande : l'une dans la stricte sphère de la politique épistémologique - ou de la démocratie cognitive, selon l'expression d'E. Morin, et interne à la science ; l'autre dans la sphère de l'épistémologie politique, c'est-à-dire dans les implications d'une conscience politique et éthique de la téléologie des investigations, nécessaire et prioritaire dans le contexte des services publics, y compris dans le champ des plantes médicinales.

Pour Barran la question du réductionnisme, qui affecte aussi bien les sciences de la nature que les sciences humaines et sociales, présente un défi particulièrement soulevé par la pensée holistique, mais encore peu assumé par une science avec conscience.

Ce défi, c'est celui de pouvoir réarticuler des points de vue complémentaires mais enracinés dans des disciplines très éloignées : points de vue génétique, taxonomique, agronomique, bio-géologique, avec le point de vue historique et des réflexions anthropologiques sur les techniques du savoir-faire traditionnel et du faire-savoir des mythes, des légendes et des formules ritualisées. Il nous paraît possible d'énumérer de nombreuses dimensions pratiques et théoriques, à l'exemple de ce que nous avons formulé à l'occasion de la table ronde sur les programmes de travail du Mouvement de Phytothérapies en Service Public au Brésil, qui a débuté localement avant d'interpeller plus tard les actions de différents ministères - à travers notamment le travail d'une commission interministérielle que nous avons accompagné dans ses derniers pas[7].

Ce domaine de l'ethnobotanique représente un cas exemplaire dans lequel l'interdisciplinarité vient au secours des interrogations ou énigmes - ce que la pensée holistique appelle d'une façon large les mystères de l'Homme au Monde - et favorise l'approche de la complexité qui nous permet de dépasser les barrières réductionnistes.

Un siècle après le baptême de l'ethnobotanique, personne n'a célébré de commémoration. Nous le faisons à notre façon, en dépit des tendances technologiques qui conduisent surtout à l'usage des apports de cette discipline dans des buts économiques et industriels. Valorisant à tout prix la quête de nouvelles molécules, cette logique implique de tourner le dos à la reconnaissance du vivant et de la complexité du synergisme de chaque espèce, au respect des écosystèmes et à la diversité bio-culturelle.

Facteurs ethnologiques/ botaniques

Dans cette réflexion, j'adopte une démarche explicative, plus familière aux sciences non humaines. Dans celles-ci, les procédures quantitatives et d'expérimentation s'alimentent des sciences humaines, mais se distinguent d'une démarche compréhensive et ne peuvent admettre la prise en considération de valeurs ne pouvant se référer à des mêmes paramètres épistémologiques normés[8].

L'ethnobotanique conçue par Harshberger puis renouvelée par

Haudricourt non seulement bouscule quelque peu les théories communes dans l'histoire de la science, mais constitue aussi un défi méthodologique et pratique dans l'étude de ce domaine transversal qu'est la phytothérapie.

Ma contribution fait appel à l'idée de « facteur », suivant le point de vue de Bohm[9], en reconnaissant et relativisant non seulement les concepts de variable, de causalité (linéaire), d'explication, mais aussi ceux de compréhension, de signification, car nous pouvons aussi nous convaincre des limites - sinon de l'échec - de certains modèles. Au lieu d'une conceptualisation, Bohm nous fournit un exemple de facteurs : deux vidéos, projetées simultanément en nous montrant par deux angles différents un aquarium dans lequel évolue un poisson. Cette projection met en évidence que les facteurs (de perception) autorisent l'accès non pas à deux réalités différentes, mais à une réalité abordée par deux angles différents, et complémentaires. Ces deux images correspondantes ou corrélées peuvent être ainsi qualifiés de facteurs de réalité dont la mise en interaction ouvre sur d'autres dimensions, révélant la complexité.

De même, le corps et l'esprit peuvent être aussi qualifiés de facteurs de la réalité anthropologique.

Le mérite des botanistes dans l'ouverture d'un dialogue avec des anthropologues et cette émergence d'une interdisciplinarité donne l'exemple d'une reconnaissance de la complexité du savoir-faire de la phytothérapie. Il s'agit aussi d'un défi en termes de connaissances, autrement dit d'un appel en faveur d'une réforme des méthodes du savoir, ainsi que d'un défi de la réforme du soin, compte tenu de la demande de santé collective, dans les programmes de phytothérapie dans les services publics.

Nous pouvons dire que l'ethnobotanique, instance plus abstraite que ses sous-ensembles relativement indépendants, sera mieux comprise si nous explicitons aujourd'hui les relations entre ses deux facteurs - ethno/botanique - en faisant appel à sa globalité.

Il semble intéressant de nous souvenir que l'appel de scientifiques, tels que Catetter, à inscrire l'ethnobotanique dans un domaine encore plus vaste : l'ethnobiologie, actualise aujourd'hui l'invitation au dialogue interdisciplinaire[10].

Le facteur botanique (étymologiquement « botaniké » : plante) hérite d'un certain aspect réductionniste, or il est possible d'observer le règne végétal d'un point de vue plus large. Dans le domaine de la science occidentale classique, l'ethnobotanique est une reconnaissance du monde des plantes élaborée en termes plus amples.

Il faut toutefois expliciter la nature des savoirs traditionnels ou populaires. C'est avec cette préoccupation que nous avons nommé en 1983 le projet interdisciplinaire[11] : « Des savoirs populaires au savoir scientifique sur les plantes dans les pratiques de santé » (DCS-UFPB / CNPq). Cette dimension ou facteur *ethno*, apparaît comme un champ de collecte, outre le fait qu'elle représente une source ou un accès à l'expérience des relations entre humains et non humains.

Les connaissances recueillies pourraient être considérées en tant que telles comme des descriptions, autrement dit comme une collecte ethnographique, mais en général, elles sont directement inscrites dans le corpus de l'ethnobotanique (et de la botanique). Selon la façon de réaliser la recherche, cela peut produire une rupture de sens avec le contexte culturel, qui estompe le processus cognitif dont la science tente de s'approprier les fruits. L'ethnobiologie - en incluant l'ethnobotanique -, peut d'ailleurs plus facilement prendre en compte et reconnaître la diversité bioculturelle - pour ne pas dire la diversité ethnobiologique, lorsqu'il s'agit d'études dans des aires indigènes ayant conservé un caractère profondément traditionnel.

En nous intéressant de façon plus large au facteur « ethno », il faut ici souligner la difficulté à prendre en compte le contexte culturel d'une ethnobotanique brésilienne dans laquelle prévalent l'hétérogénéité et la dynamique de ses contextes de cultures populaires. Quoi qu'il en soit, le cas de l'ethnobotanique est un cas exemplaire, où la science se rétro-alimente de la pré-science en tant que connaissance ou savoir préexistant à l'arrivée du chercheur. Dans cette étude du contexte culturel, de la pratique agricole, de la collecte (de produits de la nature), on s'intéresse avant tout à l'élaboration d'une reconnaissance et non pas simplement à la production d'une connaissance spécifique.

Envisagé en général comme matière première ou matériau brut, le facteur *ethno* pourrait acquérir un nouveau statut. Objet de reconnaissance, il est connaissance de la botanique populaire. Il devient connaissance ethnobotanique dès qu'il est approprié et transcrit. Connaissance orale, et traditionnellement transmis de même, ce facteur ethno devient texte, produit d'un chercheur, et peut ensuite circuler dans un contexte sociologique différent. Il cesse dès lors d'être considéré comme ethnobotanique dans la mesure où il constitue un progrès de la systématique botanique, dès qu'une espèce - nouvellement découverte par la science - sort de l'anonymat pour gagner (par exemple) le nom de l'enquêteur.

L'objet s'intègre ainsi au processus de production de connaissances scientifiques, par le baptême de la nomenclature, elle-même composée du nom du protagoniste de la nouvelle connaissance - botanique. L'objet de l'ethnobotanique ou tout simplement de la botanique, jusqu'ici est considéré seulement comme élément de la nature - même s'il a été baptisé du nom du chercheur - découvreur. Toutefois, il n'en reste pas moins, dialogiquement, objet de la nature/culture, tout particulièrement dans le cas des plantes médicinales. Elles représentent toujours des ressources connues, acculturées, expérimentées et nommées en tant que telles, dans chaque contexte culturel autochtone et ainsi transplantées d'un contexte a l'autre par les échanges ou les mouvements démographiques de la colonisation - qui a initié la globalisation.

Malgré la grande différence entre les codes du faire-savoir de la science et de la pré-science, une continuité certaine entre ces types de savoir peut être envisagée ou au moins présupposée. À l'inverse, le regard par lequel on privilégie leur discontinuité est peut-être bien celui qui incite à nier les facteurs ethno dans les différents champs disciplinaires de l'ethnoscience.

Je préfère donc envisager les plantes médicinales d'une façon dialogique, comme un objet qui fait partie en même temps des ressources naturelles/culturelles/humaines. À propos des plantes médicinales sont en jeu savoir et savoir-faire, dans la complexité même des rapports humains/non-humains. En d'autres termes, la plante est considérée seulement comme matière première végétale, en excluant le cadre culturel d'un patrimoine transmis de génération en génération - en dehors ou parallèlement aux progrès de la science occidentale moderne.

L'enracinement de la dimension bio de l'objet de l'ethnobotanique devient fécond dans la compréhension des plantes médicinales. Dès qu'elles sont considérés comme des ressources humaines/naturelles, dans la relation homme/nature, elles convoquent un double regard (et non pas un double-aveugle !).

Nous pouvons suivre ces deux facteurs tels que deux paradigmes pouvant être vus en parallèle comme deux films - pour conserver ici la métaphore de Bohm - chacun par un œil (ou l'un des deux paradigmes) :

« Avec un œil »	individu	phénotype	synchronie	individualité
« Avec les deux yeux »	espèce	génotype	diachronie	collectivité

Tableau I : Les deux facteurs

Ce double regard offre de multiples pistes pour appréhender la complexité décrite par E. Morin[12], que nous pouvons essayer d'appliquer au monde des plantes, et aux pratiques culturelles les concernant.

Il est tout à fait compréhensible, dans la vision de la science moderne, que la phytothérapie traditionnelle (non considérée comme scientifique) n'a pas été considérée à la juste mesure de son potentiel de savoir et de savoir-faire. Par la suite (voir chapitre 8), nous verrons que le terme même de phytothérapie tend à se détacher de son contexte de savoir-faire thérapeutique pour devenir matière première (matière médicale bon marché) de produits pharmaceutiques. Dans la tradition empiriste et réductrice du paradigme de la simplification, un objet ethnobotanique est envisagé comme une matière première végétale. Il est clair que d'une manière ou d'une autre, on capitalise la connaissance disponible à son sujet pour ne pas avoir à chercher de façon aléatoire, dans la flore, une plante pour en faire l'objet de recherches - pour la botanique, la chimie, la pharmacologie ou la clinique, en vue de la production de nouveaux médicaments. Cette logique implique donc une occultation de la composante humaine dans la culture phytothérapique. Dans la toute première phase de la recherche, que l'on peut appeler l'antichambre de la science, il est souvent construit un projet qui laisse de côté la dimension anthropologique de l'objet, en gardant ce qui est pertinent pour le pragmatisme de la recherche industrielle, sans que les bénéfices puissent en revenir aux populations héritières de la tradition phytothérapique à l'origine des ces progrès.

Ces facteurs considérés empiriquement en tant que ressources naturelles ou matière première ne suffisent pas pour constituer un objet d'étude interdisciplinaire - à la différence d'un objet qui se réduit en termes de botanique économique, par exemple. Le manque fréquent de visibilité du facteur *ethno* ne peut pas être attribué seulement à la rareté des ethnologues dans les postes idoines, mais plutôt a la nouveauté de l'approche respectant la complexité du phénomène de phytothérapie traditionnelle. Cette approche n'a pas non plus été assumée par les spécialistes des autres disciplines concernées. Dans cette phase innovante, reconnue comme embryonnaire ou de tâtonnement, encore trop peu de tentatives ont été formulées, à ma connaissance.

La science moderne à sa naissance, a écarté ce facteur *ethno* comme condition même de son émancipation[13]. Aujourd'hui, le pragmatisme technologique, au nom d'un *néo-scientisme,* risque d'écarter la science de la conscience.

Facteurs théoriques

Si le réveil d'un nouveau paradigme scientifique s'accentue, on pourrait s'attendre comme résultat d'un dialogue interdisciplinaire entre sciences humaines et non humaines, non seulement à une production plus conséquente, mais encore à une mise en pratique d'une science avec conscience. Cette conscience réduit progressivement les dichotomies occidentales majeures entre nature et culture qui nous ont été imposées au nom d'un progrès de la science et de la technologie. Progrès considéré surtout dans une perspective de hiérarchie scientifique où la science de la nature - *physis* davantage que *oikos* - devrait se confondre avec la nature de la science elle-même.

La conscience de la complexité est une avancée dans l'attitude cognitive et pourrait devenir un point de vue épistémologique au-delà des anciennes frontières disciplinaires, en permettant l'articulation des questions cosmologiques.

La difficulté de la collaboration des sciences sociales avec les sciences de la nature, en somme, provient moins de leur éloignement supposé que de leur proximité effective ; cette proximité, on la retrouve dans le parallèle de leurs histoires, dans leurs méthodes mais aussi dans certains préjugés ou partis-pris téléologiques, ce qui freine leur développement vers une nouvelle façon de penser la nature, la vie et l'humanité.

Georges Guille-Escuret[14] reconnaît que la dimension socio-écologique est souvent réduite au biologique et au géographique, ce qui renforce un « économisme de la nature », par opposition selon lui, à une « sociologie de la nature », bien que l'éco-nomie et l'éco-logie ont en commun « éco » - c'est-à-dire *oikos*, maison - notre maison commune. Ces disciplines travaillent toutes deux sur la circulation de matières et d'énergie du point de vue de l'analyse de systèmes[15].

La connaissance qui résulte nécessairement d'une relation à la nature doit-elle être envisagée systématiquement comme l'apanage de scientifiques ou de philosophes investis dans des domaines hyperspécialisés ? Nous avons vu que la relation Homme/Nature aussi bien que la culture sont deux façons de formuler un même macro-problème dans sa complexité en alimentant en même temps le point de vue holistique : la recherche de réarticulations des dimensions scientifiques, philosophiques, et des traditions mystiques.

L'ethnobotanique, l'une des dimensions de l'ethnoscience, est considérée ici surtout comme l'un des aspects de la connaissance qui est à la base des pratiques phytothérapiques dans le contexte de la médecine traditionnelle. En poursuivant cet effort de glissement d'un point de vue strictement disciplinaire, notre angle de vision nous permet un sentiment de solidarité avec tous les hommes de toutes les époques et de toutes les cultures, qui se sont tous émerveillés face aux énigmes, car une cosmologie est toujours une certaine réponse exprimée devant les merveilles du monde. Pour cela les connaissances, les sentiments et enfin la relation avec la nature ne cessent d'être des variables essentielles du comportement, entendu ici comme une façon diverse de vivre sur Terre, un panel de modes d'accès aux biens de la nature par lequel s'opère la rétro-alimentation vitale avec les écosystèmes. La disparité de chances ou d'opportunités vitales n'implique pas une même considération de l'esthétique et une même relativisation de jugement. Le fait de s'approprier une cosmologie, une vision du monde et une manière de connaître la nature, est en lien avec le pouvoir de prendre possession des biens de la nature - avant l'appropriation du travail et de la culture. Il est pertinent à cet égard de se demander quelles sont les conditions d'appropriation d'un type de connaissance qui permette à ses détenteurs de continuer à apprendre pour vivre et de vivre toujours en apprenant, en viabilisant leurs conditions de survie, y compris pour les générations à venir.

Facteurs historiques

L'histoire des plantes en Amérique latine peut être racontée tant du point de vue du colonisateur que de celui du colonisé : du point de vue des Amérindiens et de leurs descendants, de celui des descendants d'Africains...

L'histoire des plantes suit l'histoire des hommes - ce sont les arbres des voyageurs, selon Andrée Corvol. Elles sont cultivées, acculturées et font partie des bagages de ceux qui traversent les mers. Oui, nous avons reçu en l'Amérique latine les contributions de la flore d'autres continents[16]. Colonisateurs et colons ont introduit des plants et des semences. Au Brésil, on trouve aujourd'hui encore des régions (de colonisation très ancienne) où prédominent dans les jardins des plantes médicinales importées, tout comme on trouve aussi d'anciens exemplaires de l'ouvrage « Lunário Perpétuo »[17] contenant des recettes que le Brésil avait importées de la pharmacopée française comme référence.

Au Mexique, le parallélisme entre une culture mexicaine, mixte, à côté d'une culture indigène, précolombienne, qui a pu résister tout en perdant son hégémonie (son pouvoir, son autonomie et même ses textes écrits), constitue une polarité qui peut être illustrée par la dichotomie des deux films, que nous avons mentionnés plus haut, d'un même poisson, comme exemple des doubles facteurs.

L'ethnobotanique constitue, dans son contexte plus large d'ethnoscience autochtone - ou dans le contexte de l'art médical autochtone - le paramètre évident de ce qui a été préservé, face à la destruction majeure des ressources culturelles et naturelles. Dans les pays de palmiers, dans les terres du « pau brasil », dans les petites républiques bananières, ou en Orient, dans les pays des épices et des « simples » - c'est-à-dire des plantes médicinales - les colonisateurs ont acquis un puissant contrôle, bien sûr, mais en raison des contextes écologiques et des limites de connaissance, il leur a été nécessaire de poursuivre l'importation de matières premières - y compris des plantes médicinales - pour répondre à leurs besoins. Les Portugais, en cherchant une nouvelle voie pour accéder aux Indes orientales, ont fini par trouver sur leur chemin les Indes occidentales. Les Britanniques, outre les routes des épices, ont établi par la suite une route de l'opium à deux voies. Aujourd'hui, il existe une espèce de *colonisation* à l'envers dans la circulation des drogues provenant de plantes cultivées en pays tropicaux, générant un volume d'affaires comparable à celui du pétrole ou des armes.

Il est permis de se demander s'il ne continue pas à exister, sous de nouvelles formes, une colonisation qui s'opère par l'expropriation, par l'écriture moderne - comme une nouvelle infrastructure associée à la technoscience.

Dans une étude interdisciplinaire des plantes médicinales, a été citée la dimension historique comme élément crucial. Nous avons lancé un appel pressant à nous donner la main, scientifiques de la nature (de l'homme) et scientifiques de l'homme (dans la nature) en ce qui concerne la dimension historique au sens le plus large. L'histoire de la vie et de la mort des plantes médicinales cultivées est de plus en plus liée à l'histoire des hommes, collecteurs, agriculteurs, fabricants, importateurs et exportateurs. Quant aux plantes sauvages, sylvestres, rupestres, maritimes (que nous ne sommes guère capables d'apprendre à préserver ni à cultiver) dans de nombreux cas, il est déjà trop tard, car l'espèce n'existe plus. Il ne s'agirait pourtant que de volonté et de temps à leur consacrer...

Il fut un temps où le point de vue historique était l'apanage de la culture humaine : l'Histoire, nous rappelle Morin[18], au XIXème siècle est reconnue comme le propre de la vie, et par la suite, au XXème siècle, s'est étendue à la totalité de notre univers physique. Dorénavant - conclut-il - rien de ce qui est humain, biologique, physique, cosmique (à l'exception de la source même de notre univers), ne peut être conçu ni compris en dehors du temps.

Si le mouvement filmé des poissons dans l'aquarium a si bien servi d'exemple pour montrer la complexité d'une réalité, telle une métaphore des facteurs, l'histoire des plantes requiert, pour la comprendre, de multiples regards croisés. Durant ces derniers siècles, elle semble largement confondue avec l'histoire occidentale - l'histoire des colonisateurs et des colonisés. Il serait superflu, en un sens, de parler d'histoire de la colonisation, car presque toujours, quand on se réfère à la période antérieure à l'arrivée des Européens, en particulier dans les Amériques et en Afrique, elle est considérée comme préhistoire, car elle se réfère presque toujours à des sociétés de cultures agraphes qui voient leurs histoires enterrées comme des strates préhistoriques.

Remarques finales

On appelle souvent du même nom une discipline et l'univers d'objets empiriques auquel elle correspond. L'ethnobotanique, qu'on le veuille ou non, souffre de ce genre d'ambiguïté, comme si elle n'était pas dotée d'une méthode spécifique et que son objet par conséquent se confondait avec son propre corpus. Aujourd'hui, c'est avec la conscience que nous pouvons briser les frontières des disciplines, par respect de la complexité, afin qu'on ne salue plus comme seule marque de progrès l'émergence de subdivisions toujours plus hyperspécialisées des branches de la science. C'est peut-être pour cette raison qu'on ne célèbre plus comme par le passé les anniversaires des branches disciplinaires.

Peut-être que dans une nouvelle histoire de la science, la médecine, la MT et la phytothérapie pourront être considérées aussi à travers le facteur ethnique ; par la reconnaissance, les réappropriations, l'amélioration de ce que l'on doit à la pré-science ou aux sciences non occidentales et non modernes. Les dimensions de l'ethnoscience ont cette vocation actuelle d'assurer la continuité avec un objectif fondamental, dans lequel on retrouve la téléologie de ces savoir-faire : l'art de la guérison.

5
De la culture phytothérapique[1]

C'est avec grand plaisir que j'ai accepté l'invitation des Services Allemands de Coopération à participer, avec ma collègue Rinalda Araújo, à la formation qui s'initiait. Nous faisions partie du Centre d'Information et de Formation en Plantes Médicinales, de l'Université Fédérale de Paraíba à João Pessoa. Depuis 1981, je travaille sur ce terrain. Avant moi, la professeur Rinalda Araújo tentait déjà d'établir un pont entre les actions de santé et les recherches académiques touchant à la botanique, la pharmacologie et la médecine clinique ; cela afin de pouvoir former une nouvelle génération de professionnels de santé, travail pionner dans la Paraíba. C'est elle également qui a contribué à une importante ouverture académique, sous la forme d'une complémentation de la formation des médecins pour l'homéopathie, et plus récemment, pour la phytothérapie. Cela fait plusieurs années qu'elle travaille à démocratiser les connaissances fondamentales dans l'intérêt de l'enseignement public universitaire. Dernièrement, j'ai eu le plaisir de donner le cours inaugural de phytothérapie qui a pris place dans le curriculum de médecine de cette université.

Je veux également faire référence au couple Diana Mores et Celerino Carricone, qui ont stimulé mon investissement dans ce champ de travail. Nous pouvons dire que nous avons ensemble initié cette tentative très osée d'établir un pont entre les recherches académiques - c'est-à-dire une offre de connaissances spécialisées et compartimentées - et la demande pour ces connaissances dans le cadre de l'éducation à la santé, auprès des services publics, dans lesquels nous avons comme partenaires des mouvements populaires - principalement le Mouvement Populaire de Santé.

Au début de notre travail, nous avons fonctionné en tant que Séminaire Interdisciplinaire sur les Plantes Médicinales. Nous avons réalisé à Olinda la première rencontre d'Herboristes populaires, Guérisseurs et Prieuses du Pernambouc en 1984[2] (décrite dans le premier chapitre de ce livre). Par la suite, nous avons organisé dans la Paraíba un Groupe Intégré de Plantes Médicinales (GIPLAM) qui a publié un bulletin régulier.

Actuellement, il existe une articulation nationale entre les équipes des différents secrétariats de santé des États et des municipes, partout au Brésil, avec le Programme de Plantes Médicinales, appelé dans un premier temps « Phytothérapie en Service Public ». Nous considérons cette action comme un engagement, un programme social et éducatif, un service public, gouvernemental ou non. On peut rappeler qu'en grec, le service public était nommé *leitorgia*, ce qui donna liturgie...

Pendant un certain temps, nous eûmes à la tête de ce mouvement la docteur Marli Perozin, qui mit à disposition une banque de données sur les plantes médicinales, à l'époque la plus actualisée du Brésil. Dans ce contexte, nous avons tenté d'influencer la recherche académique en ce qui concerne ses applications concrètes - elle qui se destine à la production de nouveaux médicaments. Tout apparaît en effet comme si la grande industrie avait toujours besoin des recherches menées par les services publics.

Nos efforts et tentatives sont d'établir un pont entre la connaissance de type scientifique et les connaissances populaires. La recherche académique, en tant qu'offre de connaissance spécialisée, devrait selon nous être divulguée aux milieux et organisations populaires, héritiers et protagonistes de la phytothérapie traditionnelle. Nous nous sommes engagés dès le début de ce travail dans une approche interdisciplinaire et multi-professionnelle qui touche au plus près à la diversité des modes de phytothérapie. Notre projet de recherche et d'extension universitaire, qui touche également à l'enseignement, illustre par son titre[3] cette approche interdisciplinaire.

Une chose doit être dite, qui n'est pas un effet de discours. Par l'existence simultanée d'une certaine continuité et d'une discontinuité dans le couple phytothérapie traditionnelle/médecine officielle, nous pouvons les considérer comme des modes de production de connaissance distincts, de telle façon qu'actuellement l'une ne peut contester ni corroborer l'autre.

D'une part la phytothérapie traditionnelle implique toujours la complexité, à travers la combinatoire chimique des substances naturelles - le synergisme -, dans son usage *in natura*. Nous savons qu'une feuille végétale peut contenir plus de cent éléments chimiques, et des préparations combinent plusieurs plantes dans un seul remède. Les recherches industrielles pharmaceutiques envisagent au contraire l'isolement de principes actifs, en tant qu'unité minimale de matière dotée d'une fonction pharmacologique spécifique.

Plus récemment cependant, on recherche des modèles théoriques moins réductionnistes, à même de respecter la complexité et les fonctions pharmacologiques systémiques. Certaines plantes ont été considérées jusqu'à présent comme des panacées, comme l'ail ou le citron, et indiquées traditionnellement pour différents types de maladie. L'usage de l'ail peut surprendre pour son emploi dans tant de maladies. Mais en observant son effet stimulateur pour l'immunité, on peut comprendre le spectre varié de l'action de ces plantes plébiscitées par la tradition populaire. Ces connaissances de la complexité, très visibles dans la phytothérapie traditionnelle, nous ouvrent une nouvelle perspective épistémologique, prenant en compte « l'endocausalité », et non seulement « l'exocausalité » ou causalité linéaire.

Point de vue comparatif

En suivant les schémas proposés plus haut, on envisage un point de vue comparatif en ce qui concerne la phytothérapie telle qu'elle est pratiquée au Brésil, ou dans d'autres pays. L'Allemagne peut nous servir de point de comparaison. Au Brésil, la phytothérapie traditionnelle a souffert progressivement d'un processus de rejet, et a constitué un sujet problématique, parfois source de conflits avec la MO, occidentale et légitimée. Contrairement à ce qui se passe au Brésil, la phytothérapie a toujours occupé une place dans le marché de certains pays européens, et une reconnaissance depuis les pharmacies jusqu'au Musée d'Histoire Naturelle à Paris. La MO n'entrait pas en conflit d'intérêts. En guise de contre-exemple, les huiles essentielles, à partir des années 30, ont perdu le statut de médicament.

Cela ne veut pas dire qu'il n'existe pas de tension en termes d'équilibre commercial : entre exportations de médicaments industriels et l'importation de matières premières pharmaceutiques naturelles, des pays tropicaux notamment.

L'importation de produits végétaux - les épices, les colorants, les cosmétiques, les simples - sont constitutives de l'histoire coloniale, de l'expansion de l'Europe et de grands bouleversements culturels et économiques. On peut juste évoquer par exemple les débuts de la civilisation européenne et la découverte/invasion du Nouveau Monde.

Le *Pau-brasil*, arbre qui a donné nom à cet espace de ressources forestière tropicales (le Brésil), fut exploité pour son pouvoir colorant de façon prédatrice durant 350 ans, jusqu'à ce que des Allemands, en 1876, initient la production de colorants artificiels.

Peut-être le déficit commercial explique-t-il pourquoi, en Allemagne en 1988, selon la *Revista Veja*, ont été retirés du marché plus de 1000 titres de produits phytothérapiques. Il s'agit de restrictions - connues également en France - de produits auparavant remboursés par la Sécurité Sociale, considérés jusque là comme médicaments, prenant alors le statut de cosmétiques, ou de compléments alimentaires. Plus récemment encore, le remboursement des médicaments homéopathiques a été diminué, allant dans le sens de l'académie française de médecine qui ne peut prouver l'efficacité chimique de ceux-ci par les méthodes de preuve conventionnelle et de justification scientifique des connaissances. S'agit-il d'un problème d'efficacité clinique ou d'efficacité d'évaluation ?

Au niveau de la relation phytothérapie versus allopathie, dans le cadre de la MO, nous constatons une conjugaison et une coexistence dans les marchés européens. Au Brésil, est davantage visible un conflit entre la logique de marché et un système d'autoconsommation incompatibles. L'absence de remboursement créant en effet là-bas un contexte différent. De quelle manière procéder à une intégration de la phytothérapie dans l'offre et demande de services de santé ? On comprend la difficulté de concilier au Brésil MO et phytothérapie étant donné le poids de l'autoconsommation des ressources locales (naturelles, culturelles, humaines), opérée en parallèle ou à l'écart des orientations des instances officielles. La phytothérapie traditionnelle échappe souvent aux écrits scientifiques, et presque toujours aux écritures comptables, au fisc, aux propriétés privées, aux brevets, aux royalties, aux appropriations et expropriations des richesses populaires et naturelles.

Les plantes médicinales sont ainsi au Brésil, par rapport aux pays plus riches, moins des marchandises que des ressources d'exploitation traditionnelles - en autoconsommation - reflétant l'économie et l'histoire des classes marginalisées, paysannes et ouvrières.

Il s'agit ici d'une hypothèse explicative concernant l'antagonisme profond entre MT et MO, représentantes de positions sociales subalternes ou dominantes. C'est un sujet qu'il faudrait développer davantage, à partir de la complexité multidimensionnelle des problèmes phytothérapiques, (c'est-à-dire des points de vue politique, économique, anthropologique), pour établir un parallèle avec la dichotomie élite/masse, prégnante au Brésil et en Amérique latine.

L'évolution du marché, influencée par les changements de mentalité, par le récent développement d'une *révolution* verte, oriente les choix de production vers des processus respectueux de la nature, dans l'intérêt de la santé. On peut se réjouir que certaines tensions semblent pouvoir s'y résorber. Cependant, des antagonismes latents demeurent dissimulés, voire occultés par cette évolution. Ils continuent de produire des tragédies et alimentent la dynamique des mouvements sociaux dans le monde. Cette question des mouvements sociaux mérite d'être considérée dans la perspective d'une lutte pour la santé. Ce processus tend à expliquer comment la phytothérapie traditionnelle présente selon les contextes nationaux des potentiels d'autonomie et/ou de dépendance.

Signification anthropologique de la Phytothérapie

> *Le débat libre et ouvert de questions actuelles et normatives, dans lesquelles l'anthropologue expose et révèle ses opinions, facilite l'émergence d'un savoir théorique au sujet de ces questions. Loin d'être bloqué par l'implication de l'anthropologue dans ce processus, l'objectivité de ces savoirs est justement assurée par sa prise de position, en ce qui concerne la validité des croyances cognitives et la légitimité des normes, puisqu'elles stimulent les interlocuteurs dans la clarification des raisons pour lesquelles la communauté les accepte.*
>
> (S. P. Rouanet[4])

Nous porterons notre attention sur les plantes médicinales dans leurs dimensions naturelles (faits), sociales (normes) et du vécu (véracité) considérées comme des cercles concentriques.

La phytothérapie (Ft), en tant que savoir et savoir-faire traditionnel, est reconnue dans les contextes de la Médecine traditionnelle et de la culture (de l'anthropologie). La phytothérapie, dans son importance universelle et millénaire, se lie au long processus historique de domestication et d'observation du comportement des petits et grands animaux.

Nous nous proposons de suivre ainsi un cheminement dialogique dans un discours, hybride selon Rouanet, en adoptant le schéma de l'éthique discursive, et en entrant dans un jeu argumentatif aussi bien sur les questions de fait, que sur les questions normatives et des valeurs éthiques (axiologiques).

Nous nous occupons d'un côté des pratiques phytothérapiques quotidiennes, des familles, des groupes, et des sociétés locales, avec lesquelles nous travaillons sans éviter le « monde vécu » - en allemand *lebenswelt*, qui est d'après Rouanet la place des relations sociales spontanées, des certitudes pré-réflexives, des liens qui n'ont jamais été remis en cause.

Les relations sociales qui ont lieu dans le monde vécu assument d'une façon caractéristique la forme de l'action communicative, un processus interactif, linguistiquement médiatisé, par lequel les individus coordonnent leurs projets d'action et organisent leurs liens respectifs.

Il s'agit, de prime abord, de questions de faits, et dans notre processus de communication, celles-ci se lient au monde objectif des choses, en portant des prétentions de vérité ; mais il s'agit également du monde social, des normes et des institutions, dans lequel se développent des prétentions de justice.

Notre argumentation aura comme base la familiarisation avec cette réalité concrète de la culture populaire, et en même temps une distanciation réflexive et évaluatrice d'une telle réalité observée. Nous sommes ici en train de développer une anthropologie de la phytothérapie, des savoirs et savoir-faire concernant les plantes médicinales. Il est à préciser que s'il existe une reconnaissance de l'importance spécifique de la phytothérapie dans notre travail quotidien de coopération technique et sociale, il est également important de soutenir à travers ce travail conjoint une anthropologie rare et pionnière, spécialisée et appliquée dans ce domaine.

J'alimente, en tant qu'anthropologue, l'ambition d'inaugurer la convivialité - sur un pied d'égalité - d'une articulation interdisciplinaire face à la complexité de l'Homme, et de l'Homme dans le Monde. Le processus communicatif doit compter nécessairement avec le monde subjectif du vécu, des sentiments, dans lequel s'expriment les prétentions de véracité. Dans cet aspect, le monde vécu de la phytothérapie offre une indiscutable opportunité pour cet exercice de confrontation d'un modèle culturel avec des valeurs et une cosmovision différentes, dans le contexte même de la coopération technique et sociale. C'est dans cette confrontation que l'épigraphe de Rouanet prend son sens, en explicitant la question d'une éthique commune aux processus de changements sociaux dans lesquels nous nous engageons. Voyons maintenant quelques faits qui pourront alimenter notre réflexion.

La boule de neige

Tout au début de nos recherches sur le terrain, dans les municipes d'Itambé (PE) et Pedras de Fogo (PB) en 1984, en planifiant notre travail nous avons envisagé une technique de collecte de données nommée « boule de neige ». Elle consiste à identifier un réseau d'informateurs privilégiés - une personne contactant une autre, et ainsi de suite...

Nous savions qu'il existe des agents de santé qui se spécialisent dans la phytothérapie, accumulent tout un savoir, et qui sont reconnus et identifiés dans la communauté comme étant ceux devant être contactés en cas de problème de santé. Il eut cependant une réaction imprévue de la première personne interviewée : elle refusait de nommer des informateurs potentiels. L'explication qu'elle nous a ensuite donnée était qu'elle ne voulait pas se compromettre en indiquant d'autres informateurs, ce qui était une trop grande responsabilité. Elle cultivait des plantes médicinales, mais évitait d'en parler aux gens ne faisant pas partie du cercle familial ou de proximité. Je me rappelle avoir décidé immédiatement d'abandonner cette technique de boule de neige trop sensible à ce type de réserve. Nous étions d'accord avec cette dame au sujet de l'importance de l'histoire clinique des patients à qui l'on pouvait proposer un remède. Cet épisode nous a fait prendre conscience des enjeux profonds. Il n'avait pas été possible de motiver l'informatrice à participer vraiment à l'enquête. Il s'agissait d'une forme de censure qu'elle manifestait envers les possibles risques dus à notre investigation. Elle se demandait certainement s'il n'existait pas l'éventualité d'un lien avec un contrôle répressif, provenant d'instances officielles, à destination des pratiques traditionnelles de santé. Nous savons qu'a existé la chasse aux sorcières, contre les tradipraticiens utilisateurs de plantes médicinales, au même titre que la tradition de persécution contre les protestants ou les juifs. Il peut s'agir ainsi de la reproduction de processus ancrés dans l'Histoire, colonisateurs et inquisitoires.

Dans l'actuelle conjoncture, différents facteurs se conjuguent pour parvenir à une certaine reconnaissance de l'importance de la phytothérapie traditionnelle, tels que la révolution écologique, la lutte pour la préservation de la biodiversité, et la recherche de nouveaux médicaments, en particulier pour les maladies dites nobles.

Le thème de la phytothérapie entre peu à peu dans la mode, retrouve une légitimité perdue au long d'une monopolisation du savoir légitime. Cette monopolisation a été rendu possible par l'internationalisation de la science occidentale, et de façon plus intensive au Brésil par le processus tardif d'industrialisation qui s'est initié dans les années 1930.

Phytothérapie dans les Service Publics

J'ai participé en août 1991, à Medianeira (Paraná), à la première Rencontre Régionale de Phytothérapie et Mouvement Populaire, qui fut une démonstration éloquente des avancées et de l'autonomie de l'auto-organisation populaire. À Foz de Iguaçu, juste auparavant, avait eu lieu un séminaire organisé par la Conférence Nationale des Évêques du Brésil, sur l'usage des plantes médicinales par l'organisation de la Pastorale des Enfants, représentée dans presque tous les états brésiliens.

En 1989, s'élabora l'articulation nationale des équipes des Programmes de Phytothérapie en Services Publics, qui existaient dans les secrétariats de santé de plusieurs états. La coordination a été assumée par la Dr Marli Perozin, de l'état du Paraná.

À partir de 1989, avec l'apparition de l'articulation nationale de Phytothérapie en Service Public, nous avons intensifié nos travaux de conseil et d'échange - y compris avec la communauté scientifique brésilienne. Aussi bien avec la Société Brésilienne pour le Progrès de la Science (Sociedade Brasileira para o Progresso da Ciência) qu'avec l'Association Brésilienne d'Anthropologie (Associação Brasileira de Antropologia), et surtout à travers le Symposium des Plantes Médicinales du Brésil, avec lequel nous avions fait coïncider notre Séminaire National de Phytothérapie en Service Public. Ce symposium a pris en compte à l'époque une plus grande interdisciplinarité, en particulier pour les ethnosciences. Il s'agit de l'événement académique le plus important sur ce thème, influent sur la communauté scientifique quant aux orientations politiques à adopter. Dans les sciences sociales sur la santé, et même en l'anthropologie de la santé et des maladies, ou anthropologie médicale, les travaux sur les plantes médicinales sont alors rares, et pas seulement au Brésil. Cela a été mis en évidence, lors des rencontres de 1993, à Belo Horizonte et Salvador.

Pour comprendre mieux ce contexte de l'époque, dans laquelle différents acteurs sociaux travaillaient avec la phytothérapie, il est important d'évoquer l'insatisfaction présente dans les réseaux de services de santé brésiliens, publics et privés, et celle induite par la vision de la biomédecine. D'un côté, le processus historique fut la désactivation et délégitimation des ressources locales de la MT, en s'appuyant sur la récente expansion des réseaux de services de santé ; d'autre part, la MO suscita une demande qu'elle-même ne pouvait satisfaire.

Ainsi s'opéra un retour aux racines, (*volta às raízes*), facteur de participation dans la valorisation des ressources traditionnelles et locales de santé. S'est ouvert un espace pour la récupération d'un savoir et savoir-faire traditionnel, particulièrement tangible dans la phytothérapie. Nous avons constaté dans ce contexte une demande récente de légitimation de la part des agents populaires. À ce sujet, nous allons présenter quelques faits bien distincts, qui illustrent de différentes manières la quête, pour les instances populaires, de légitimité dans l'exercice des services traditionnels de santé.

a) Madame A était habituée à recevoir ses clients, pour la plupart des enfants, même les jours fériés. Elle s'installait avec ses commandes de sirops et potions dans l'entrée de la maison d'une amie, habitant l'une des rues occupées par le marché libre. À proximité de ce cabinet populaire de pédiatrie, se trouvait un Centre d'Umbanda, l'une des principales religions populaires. L'officiant, le *pai de santo*, se sentant concurrencé par ses services, fit des menaces à madame A.

Cette dame, ayant participé à quelques activités dans notre travail de recherche, se sentait légitimée, et a donc cherché auprès de nous un appui pour se protéger de ce type de persécution. Je lui ai envoyé plusieurs exemplaires d'une petite publication destinée à la divulgation de données phytothérapiques (cf. chapitre 2). Quelques jours plus tard, je m'enquerrais de la situation. Elle avait bien reçu les publications, et les avait distribués d'une façon stratégique. Une personne la connaissant m'a décrit ce qui s'était passé : « ... Maintenant que le *pai de santo* a appris qu'elle a été formée en homéopathie par le Dr. Zé Maria, de la faculté de

João Pessoa, plus jamais il ne lui causera d'ennuis... »

Bien entendu, il s'agissait d'une explication populaire, car je ne suis ni médecin, ni formé en homéopathie. Mais le résultat était là...

b) Avec l'ouverture du Centre d'Information et de Formation en Plantes Médicinales, à l'université UFPB, nous fûmes recherchés par madame B. Celle-ci sollicitait la création d'une formation permettant aux agents traditionnels d'exercer leur service communautaire, y compris dans le champ de la phytothérapie, sans être censurés ou persécutés par les instances légitimes.

Elle racontait qu'elle avait suivi un cours d'aide-soignante, et qu'après avoir travaillé longtemps dans les institutions publiques de santé, elle était au chômage. Elle avait ainsi besoin de gagner de l'argent avec ses compétences, en aidant en tant qu'agent de santé. Ce qu'elle avait fait pendant longtemps en tant que volontaire, y compris dans des communautés catholiques, elle voulait le faire d'une façon professionnelle et rémunérée. Quelques jours auparavant, elle avait posé une plaque devant sa maison, offrant des services de soin ; une amie l'avait averti qu'elle devait la retirer, sous peine d'être poursuivie par la justice.

Le Programme National des Agents Communautaires de Santé[5], en créant des fonctions rémunérées pour la prestation de services, jusqu'alors exercés sans rétribution monétaire systématique, a provoqué un certain bouleversement. Ce phénomène nouveau mérite d'être accompagné d'observations systématiques quant aux impacts, positifs ou négatifs dans le champ de la MT. Impacts positifs, comprenant la légitimation de pratiques familiales de santé, et une certaine autoconsommation des remèdes. Impacts négatifs, dans la mesure où il s'agit d'une nouvelle forme de monopolisation légitime par les agents communautaires rémunérés par le service public.

Cette question mérite d'être étudiée comparativement, d'un continent à l'autre, puisque dans le cas du Brésil, il s'agit d'une profonde transformation : l'entrée dans le marché économique des agents populaires de santé, exerçant traditionnellement leurs soins sans rémunération.

6
Anthropologie du monde des plantes médicinales[1]

Le *Mateiro*, l'aide du botaniste sur le terrain : entre connaissance populaire et scientifique

La figure du *Mateiro* (forestier), le collaborateur de terrain des botanistes brésiliens, peut symboliser une charnière qui articule effectivement, d'une façon quasi invisible, les connaissances de la MT aux connaissances scientifiques. Et cela, même dans l'absence d'un dialogue multi-professionnel et inter-institutionnel (sciences de la nature/sciences anthroposociales). Il paraît évident, de la part d'un biologiste, de rechercher à complémenter sa formation scientifique, c'est peut-être moins le cas pour un acteur des sciences sociales. Comme si l'ouverture première de la botanique vers l'ethnologie se maintenait en inhibant le mouvement contraire.

Au-delà de la tendance d'une certaine autosuffisance du côté des sciences de la nature, nous avons des contre-exemples comme le cas de notre collègue, la Dr. Anthony Ming, chercheuse au CNRS et à l'Université de Strasbourg, avec laquelle nous avons développé un programme d'échange avec l'Université de la Paraíba. Dans le domaine de l'ethnobotanique, après avoir complété un master et deux doctorats en biologie, elle a soutenu une maîtrise et une thèse en ethnologie[2]. Mais nous sommes forcés de reconnaître que certaines nouvelles espèces végétales sont classées en dépit du manque d'informations ethnobotaniques, sans que soient prises en compte les connaissances que le *Mateiro* peut apporter en même temps que la plante. C'est ainsi que s'opère une coupure dans la continuité de la culture et des connaissances.

L'ethnobotanique classique continue au Brésil à privilégier les études dans les régions indigènes, de plus grande diversité bioculturelle, où se concentre l'afflux des recherches de pointes et des brevets. Dans le même temps, demeurent moins étudiées les zones colonisées récemment par la civilisation brésilienne (comme l'Acre), ou plus anciennement (au Nordeste), où l'on note la présence de plantes médicinales apportées par les colons.

Entre gratuité (recherche pure) et pragmatisme (recherche appliquée)

La reconnaissance des savoirs traditionnels se développe de moins en moins dans la gratuité du monde académique, et toujours plus dans le pragmatisme de la grande industrie. Cette reconnaissance s'explique par le fait que les coûts de création d'un nouveau médicament sont fortement diminués lorsqu'on dispose d'informations détaillées provenant du monde multidimensionnel de la phytothérapie traditionnelle. Ceci m'a été confirmé par Douglas C. Daly du New York Botanical Garden, lorsque je travaillais comme consultant du Projet Acre FUNTAC/ ITTO.

Que se passe-t-il dans les coulisses de la grande industrie, pour cette première étape ethnobotanique de recherche ? Comment se garantit une continuité entre pré-science et science ? On saute des étapes dans la recherche pour des médicaments innovants lorsqu'on présente une bonne photo d'ulcère à un guérisseur, en lui demandant de détailler quels moyens il mettrait en œuvre pour traiter cette maladie...

Avant même l'apparition du terme *ethnobotany*[3], la Botanique appliquée (Candolle, 1819) privilégiait une approche pluridimensionnelle présente dans l'industrie, l'économie, la médecine, l'agriculture, l'histoire... Diverses tendances se manifestent actuellement en ethnobotanique. L'une, anglo-saxonne, plus utilitaire ou pragmatique, l'autre européenne (française), davantage comparative et portée sur la reconnaissance des décalages anthropologiques[4].

Une Anthropologie entre « sciences dures » et « sciences molles »

Nous ne disposions pas jusqu'à récemment d'une anthropologie spécialisée dans les plantes médicinales et la phytothérapie malgré les vieilles monographies y compris d'anthropologie sauvage, c'est-à-dire des études entamées par des chercheurs spécialistes d'autres sciences, comme ceux que l'on appelait naturalistes[5]; leurs essais couvrent différents aspects cognitifs du monde des plantes médicinales.

L'ouverture de la botanique dans son interface avec les sciences humaines, appelée ethnobotanique - par J.W. Harshberger, en 1895 - a certainement inhibé une dynamique d'émancipation dans le champ des sciences humaines, ce qui a freiné l'apparition de disciplines anthropologiques spécialisées. Mais l'apparition de l'ethnoscience dans les années 1950 portait la possibilité d'un espace de ramification pour des disciplines interfaces.

Notre expérience dans l'articulation nationale de Phytothérapie en Service Public nous fait voir que le phénomène de la culture phytothérapique exige des différentes professions et institutions la reconnaissance de ses multidimensionnalités et complexité. On évite ainsi l'approche réductionniste propre à chaque discipline.

Chacune des dimensions du savoir couvert par de nouvelles disciplines émergentes requiert un important travail de confrontation entre les modes de connaissance pré-scientifiques et scientifiques. Chaque savoir pharmacologique (médicaments) dépend d'un savoir botanique (plantes), et celui-ci d'un savoir écologique, établissant une succession concentrique de relations Homme/Nature. Il s'agit ici de la culture phytothérapique, traditionnelle, populaire ou scientifique, qui se projette dans les domaines émancipés de la science moderne. C'est ainsi que l'on pourrait suivre toute une série concentrique et complémentaire de grandes catégories humaines : Maladie, Corps et Monde, qui comportent également une confrontation autour de chacun des deux modes de production de connaissances, traditionnel et scientifique.

Anthropologie entre Médecine Traditionnelle (MT) et Médecine Officielle (MO)

Il est intéressant de noter qu'il existe une MT, côtoyant sa fille, la MO, comme il existe une pensée symbolique (mythique-magique) à côté d'une pensée rationaliste, réductionniste, scientiste. En revanche, nous ne pouvons distinguer une anthropologie "pré-scientifique" d'une autre qui serait "scientifique". L'ethnoscience apparaît justement avec l'ethnobotanique, suivie de l'ethnozoologie (toutes deux formant l'ethnobiologie). Ensuite se sont développées ethnopharmacologie, ethnomédecine, ethnoagriculture, ethnolinguistique, ethnomusicologie, entre autres domaines touchant aux interfaces ineffables entre le singulier et l'universel, entre le naturel et le culturel humain.

La phytothérapie fait encore référence à l'ethnoéthologie, en considérant le lien avec les comportements animaux, comme dans le cas du *Teju* cité ci-après, et l'ethnoimmunologie, projet en attente d'investissement par une équipe multidisciplinaire[6].

Dire que l'ethnopharmacologue et le thérapeute sont aussi vieux que l'humanité équivaut à nous interroger si le remède naît avec la culture, en tant qu'apanage de l'homme, ou si la culture naît avec le remède. La ligne de division entre la nature (la bête brute) et la culture (la bête humaine), disparaît comme s'il s'agissait d'une illusion anthropologique. On entend parler, au Brésil comme en Inde, de la lutte de vie et de mort entre le serpent et le *Teju* (lézard de la famille des Teidas). Le *Teju* accepte de se battre face au risque de morsure vénéneuse, mais il s'oriente vers un endroit où il connaît la plante utilisable comme antidote. Récemment, en Guyane française, j'ai eu l'occasion de photographier cette lutte qui me paraissait auparavant être une légende.

L'enjeu de ces descriptions concerne le processus d'appropriation (ou d'expropriation) que la science fait de la pré-science. Tant que le savoir ou savoir-faire n'est pas systématisé, rationnel, écrit et patenté, édité ou industrialisé, c'est comme s'il n'existait pas. C'est comme si la connaissance ethnobotanique ou ethnopharmacologique, par exemple, en tant que « travail mort » - concept de K. Marx évoquant l'accumulation dans le temps des expériences vécues par des groupes humains -, ne puissent pas être reconnus en tant que tels, mais seulement connus et utilisés scientifiquement.

L'Anthropologie entre « les simples » et le complexe[7]

Il existe des entraves aux avancées des différentes formes d'étude des interfaces entre pré-science et science. Elles sont connues, mais pas toujours reconnues, pour le moins dans la transparence de ce que l'on peut attendre de la recherche académique et des institutions publiques. Ces entraves peuvent être attribuées profondément au modèle même de la science classique, ou paradigme de la simplification, par opposition au paradigme naissant de la complexité, selon Edgar Morin.

Il est des équivoques qui découlent de l'absence d'une interface ethno/botanique, ce qui arrive aussi bien dans une démarche de recherche de médicaments (et provoque des préjudices financiers et des dommages envers la phytothérapie traditionnelle) que, *in natura,* dans l'utilisation inappropriée de plantes (avec des conséquences sanitaires pour la population).

Dans le premier cas, l'équivoque concerne par exemple la compréhension du langage populaire. Par exemple, une information sur une tisane populairement qualifiée de « calmante », utilisée traditionnellement pour le système digestif, a été interprétée à tort par un psychopharmacologue réputé comme étant indiqué pour le système nerveux central. Le second cas peut être illustré par une plante exogène qui serait considérée par le public comme une panacée à la mode, sans référence à aucune source de culture phytothérapique locale ; ni de tradition d'expérimentation de la MT, ni de base ethnobotanique.

Les préjugés, les tabous, les croyances, les mysticismes, les modes, les symboles, les rêves, les mythes, la magie, la religiosité, y compris dans la recherche désespérée de la santé (en espagnol *salud*, en portugais *saúde*, du latin *salus*, salvation du corps ou de l'esprit) ne sont pas pour l'investigation anthropologique des phénomènes à déconsidérer, comme étant secondaires, moins humains. Le concept d'efficacité symbolique, mis à jour par Lévi-Strauss, en est un indicateur important[8].

On doit reconnaître le manque de formation spécifique d'anthropologues dans ce domaine, à l'inverse de la présence incontestable de botanistes, pharmacologues, pharmaciens, chimistes, dans les laboratoires de recherche. Cependant la dimension éminemment anthropologique (ethnographique et ethnologique) tend à devenir davantage explicite. Ceci manifeste l'ouverture récente, théorique et méthodologique, vers une prise en compte de la complexité phytothérapique.

L'anthropologie, entre remèdes et médicaments

Le concept de médicament mérite d'être ici confronté à celui de remède, et cela au-delà des connotations juridiques (brésiliennes ou européennes). Il est intéressant de l'analyser à la lumière des relations établies entre pré-science et science. Un ami commentait, sur un ton de boutade, la difficulté de la recherche publique à déboucher sur la production de médicaments après tant d'années de financement et d'efforts scientifiques. Il disait que l'académie « a un concept de médicament tellement rigoureux que seule la grande industrie est à même d'en inventer ».

La dimension éminemment anthropologique de ce monde immense, fantastique, des plantes médicinales, commence tout juste à être assumée. En effet, nous l'avons vu, l'approche de cette dimension est née et a grandi à l'écart des disciplines anthropologiques. Il ne s'agit donc pas de revendiquer d'une façon corporatiste l'appropriation de cette dimension par les seuls spécialistes des sciences sociales, ethnologues en particulier. De toutes façons, on peut difficilement imaginer l'anthropologue en mesure d'assurer seul les tâches d'autres champs, comme par exemple celles de la systématique botanique.

Face à l'histoire moderne de compartimentation du savoir académique dans des branches parallèles, l'interaction anthropologie-botanique favorise et suscite une vocation de coopération et de complémentation interdisciplinaire exigée par sa complexité.

Nous pouvons finalement faire référence à notre propre expérience dans laquelle on trouve une application de l'anthropologie à l'étude de la phytothérapie, dans le cadre de la MT. Notre articulation brésilienne et latino-américaine - Phytothérapie dans les Services Publics - envisage le passage de la MT à une politique publique de santé ; à la campagne comme en ville ; depuis l'autoconsommation jusqu'au niveau d'un marché globalisé.

Individuellement, l'anthropologue peut réaliser de nombreuses choses, et davantage encore s'il travaille au sein de projet et d'équipes interdisciplinaires et inter-institutionnels. Nous rappelons que les défis et les priorités dans ce travail font appel à cette vocation de dialogue dans laquelle la contribution de l'anthropologue peut s'avérer pertinente. Cela, soit dans l'étude d'une plante, comme nous le verrons par la suite dans un exemple pratique, soit dans les tâches de diagnostic, de planification, de production, d'évaluation, et de promotion locale, régionale, nationale et internationale, comme dans le cas du réseau latino-américain.

Nous savons que la recherche de terrain en anthropologie et en botanique représente la porte d'entrée des études sur les plantes médicinales. Les cas abondent, cependant, dans lesquels une plante intègre une classification botanique, sans pour autant faire l'objet d'une étude minimale en ethnobotanique : sans que l'on retienne les synonymies populaires ; sans que soit préservée la mémoire des usages divers, représentés dans les traditions et cosmovisions associées. On perd de vue dans ce cas tout l'héritage du savoir-faire phytothérapique traditionnel, qui pouvait être pris en considération lors d'une nouvelle utilisation faite d'une plante, soit *in natura*, soit dans la production industrielle pharmaceutique, soit dans la production domestique et artisanale.

De multiples études ont été réalisées sur les plantes, avec des objectifs beaucoup plus académiques, gratuits, et réduits dans la plupart des cas à la spécialité du chercheur. Dans un objectif plus large, qui selon moi peut et doit conserver une dimension gratuite dans l'intérêt de la science, il s'agit de garantir une conjonction d'efforts dans le but d'une politique publique de recherche. Pour ce faire, il est nécessaire d'envisager une priorisation des études respectant les étapes exigées par une phytothérapie de service public. Ceci implique la confrontation des besoins épidémiologiques avérés et l'offre en phytothérapie traditionnelle capable de répondre à ces demandes.

C'est la tâche de l'anthropologue dans ce cas, sinon de garantir, au moins de rappeler l'aspect cumulatif de la culture phytothérapique. Et de favoriser une continuité entre les savoirs scientifiques et les savoir-faire pré-scientifiques qui sont en général exprimés plus ou moins directement dans les langages populaires locaux.

L'Anthropologie : du savoir populaire au savoir scientifique

Il incombe à l'anthropologue d'étudier les plantes dans le contexte de la MT, en garantissant une décodification, une traduction, et même un dialogue entre médecines. Il s'agit de reconstituer le plus grand nombre d'informations possibles autour de chaque plante, en relation à l'importance qu'elle tient dans la culture concernée. Reconnaître ce qui est connu, apprendre sur un savoir-faire.

Ce rôle de l'ethnologue, dans cette tâche de terrain, peut être nommé reconnaissance, car la connaissance issue d'innombrables expériences est à un moment enregistrée, et scientifiquement avérée. Par exemple, la durée historique d'utilisation d'une plante dans une culture devrait être reconnue en tant qu'information d'importance, ce qui n'est pas souvent le cas. La valeur attribuée à ce qui doit être reconnu dépend donc de l'intention du chercheur.

L'aspect du langage est fondamental dans cette reconnaissance, même dans la situation où l'enquêteur ne fait pas face à une langue pour lui étrangère (dans un cas de bilinguisme par exemple). Les problèmes d'accès au contenu des informations sont fréquents. Le plus grave est que les difficultés de compréhension surviennent sans même que le chercheur n'en prenne conscience. Les conséquences, désastreuses pour la recherche, peuvent n'apparaître que bien tard, et les leçons n'en sont pas toujours tirés.

Suivant la spécificité du langage des informateurs, nous pouvons rencontrer des formules consacrées par la tradition, ritualisées par mimétisme comportemental, respectant des procédures. Ce langage traditionnel peut évoquer les dimensions d'une cosmovision sacrée. Le chercheur peut être tenté d'écarter la valeur de ces informations, considérées comme des croyances ou des tabous, non pertinentes dans sa recherche. Prenons par exemple les difficultés concernant les dosages et mesures. Comme nous le savons, la notion de goutte, reconnue comme unité internationale, comme pour les collyres, fut longtemps une mesure avant tout pré-scientifique, pour ne pas dire populaire.

À quoi correspond précisément une quantité désignée par une poignée (cf. notions brésiliennes de *nagada* ou de *punhado*, dont les valeurs sont constantes d'une région culturelle à l'autre) ? Quand nous entendons qu'il faut « prendre une *cabacinha* [*Luffa operculata* Cogn., petite cucurbitacée], la couper en forme de croix, que l'on doit jeter trois morceaux par derrière l'épaule », nous pouvons traduire en termes scientifiques qu'il ne faut user que 25% seulement du fruit, dont l'expérience traditionnelle a attesté de sa toxicité.

Les ressources du champ de la Phytothérapie sont en même temps ressources naturelles, humaines et culturelles. En étudiant les plantes, nous les considérons ici comme un objet complexe qui doit être envisagé en même temps comme élément de la nature et élément de la culture. Si bien que les transmissions entre générations exigent de nombreuses conditions. Faisons ici rappel au concept de dialogie (d'après E. Morin) pour souligner le besoin de travailler suivant différentes logiques, différents facteurs, indicateurs, causes ou variables dans un champ de recherche. Nous adoptons le terme de diversité bio-culturelle, se substituant souvent avantageusement à la notion de biodiversité, parfois réductrice.

La culture phytothérapique ne se laisse pas inscrire dans les limites palliatives et curatives du monde des médicaments. Leur portée s'aventure au-delà, dans l'univers des aliments, des épices, des cosmétiques (la laideur est-elle d'ailleurs considérée comme une maladie ?). Ces remèdes traditionnels pour grand-mère se retrouvent dans les teintures-mères des homéopathes et dans l'extrait total obtenu par cryobroyage des laboratoires phytothérapiques.

Cette culture de soin par les plantes est un patrimoine de l'humanité de toutes les époques et de toutes les civilisations. C'est à cette échelle qu'elle trouve ses formes de permanence, de résistance, et ses métamorphoses actuelles.

À propos des ressources humaines nécessaires à ce type de projet, il existe un défi de taille : disposer d'anthropologues formés à cette discipline. Nous avons de rares cas d'ethnologues s'occupant spécifiquement des plantes médicinales, mais il existe plusieurs exemples de formation académique dans ce domaine. Dans ce cas, il est délicat de formuler les besoins de formation à partir du cas isolé d'une expérience individuelle, dans un domaine innovant. Cela est à mettre en regard de toutes les recherches assumées par des non-ethnologues. L'absence d'intégration des ethnologues - et d'autres chercheurs des sciences sociales - auprès des centres et équipes de travail sur les plantes médicinales est un fait avéré. Le plus grave, il me semble, est le traditionnel manque d'articulation et de collaboration interdisciplinaire entre les chercheurs des diverses dimensions d'une zone d'étude. Ces dimensions sont nécessairement impliquées au niveau de la réalité empirique, et cela peut expliquer entre autres facteurs les défauts de finalité ou d'applicabilité flagrants dans certaines démarches académiques. Ce même phénomène, dans la conception des objets et des projets de recherche individuels ou isolés, résulte de la conformité liée aux dimensions spécifiques de la formation du chercheur. Les responsables de projets de recherche sont de plus en plus spécialisés, ce qui explique également qu'une indispensable dimension ethnologique ne soit pas prise en considération, sauf peut-être dans les coulisses de la recherche industrielle, monde confidentiel auquel je n'ai pas accès.

Dans la perspective des enjeux précédemment décrits, et à courte échéance surtout, je ne soutiens pas une démarche corporatiste, mais veut valoriser la dimension anthropologique du travail d'une équipe auprès de laquelle l'ethnologue peut jouer un rôle important, proche ou plus distant. En termes de ressources humaines, ceci implique un défi considérable qui concerne un apprentissage de la concertation interdisciplinaire. Elle permet de rompre avec les traditions de recherches partielles et individuelles dans des champs isolés de savoir, qui parfois ne représentent qu'un jeu gratuit, sans apport conséquent pour la recherche publique. La division de travail d'après les modèles classiques des sciences entraîne inévitablement un modèle d'hyperspécialisation. Les organes de recherche comme les CAPES et CNPq au Brésil, le CNRS en France, ont des difficultés à stimuler effectivement des groupes pleinement interdisciplinaires et pertinents. On constate une potentialité énorme dans les domaines de l'anthropologie, avec une tradition théorique et méthodologique consolidée dans les recherches de terrain. On dénombre des chercheurs compétents et nombreux, mais ceux-ci sont peu appelés à œuvrer ensemble dans des équipes travaillant sur le monde des plantes. Les ethnologues pourraient difficilement développer des recherches individuelles sans la collaboration avec les botanistes, surtout en ce qui concerne l'indispensable travail de base de systématique botanique, elle aussi en évolution.

Dans notre expérience de travail en équipe interdisciplinaire, nous avons côtoyé, outre des collègues médecins et sociologues, des botanistes qui ont participé à notre travail, par exemple Maria de Fátima Agra, Ivan Coelho Dantas. En tant qu'ethnologue, j'ai pu collaborer avec d'autres équipes, de recherche ou de travail éducatif sur la santé, comme par exemple des ONG comme le Mouvement Populaire de Santé (Movimento Popular de Saúde), la Pastorale des Enfants de la Conférence des Evêques du Brésil (Pastoral da Criança - CNBB), des Volontaires Allemands. Dans toutes ces rencontres se confirme la demande d'une reconnaissance par les ethnologues des rôles traditionnels et scientifiques de la phytothérapie.

Les échanges initiaux entre l'Université de la Paraíba et l'Université de Strasbourg[9] ont favorisé la formation d'ethnologues ayant bénéficié d'un enseignement spécifique en ethnobotanique, avec la participation de ma collègue, la professeur Ming Anthony. Dans l'Université Fédérale de la Paraíba, nous eûmes sa collaboration pour la réussite de la discipline d'Anthropologie de la Santé/Maladie, en lien avec la Maîtrise en Sciences Sociales, qui comprend une formation en phytothérapie, sous la responsabilité du biologiste Lauro Xavier du Laboratoire des Technologies Pharmaceutiques de la Paraíba.

Il s'agit réellement d'expériences pionnières, comme le furent les cours sur les plantes médicinales, donnés à différents niveaux par la pharmacologue Rinalda Araújo. À cette occasion, la dimension anthropologique était assurée par la présence d'un ethnologue. Le projet d'ethnobotanique, initié mais jamais finalisé entre CAPES et COFECUB, organismes nationaux (brésilien pour le premier, et français pour le second) d'élaboration de partenariat, entre nos deux universités, pourrait consolider cette tentative de formation interdisciplinaire. Malheureusement, du côté brésilien, ce projet n'a pas pu être soutenu.

Le besoin d'interdisciplinarité et d'interface, déjà reconnu dans différents domaines et dans diverses dimensions, est déjà visible dans les ethnosciences. Cette nécessité ne peut se satisfaire de l'attente d'une nouvelle génération d'ethnologues hyperspécialisés. D'autre part, il faut répondre à une demande effective de formation complémentaire en ressources humaines universitaires, en termes de recherche comme d'éducation ou d'extension, dans le champ de la phytothérapie dans les services publics. Nous sommes donc à la recherche de nouveaux partenaires.

7
Le savoir sur les plantes dans les pratiques de santé : du populaire au scientifique[1]

Présentation

Ce texte porte l'intention de favoriser la compréhension des éléments qui ne sont pas toujours visibles, souvent du fait de l'hyperspécialisation qui conduit à mettre à l'écart certains aspects, jugés non pertinents dans une approche spécifique.

Issue d'une recherche de terrain - dans la *Mata Norte* du Pernambouc, jouxtant la *Mata Sul* de la Paraíba -, cette réflexion doit pouvoir s'exprimer sans l'usage d'un jargon académique. Elle concerne la confrontation de deux constellations, deux processus de production de connaissance : le savoir traditionnel, populaire, primordial, objet de l'ethnoscience ; le savoir scientifique, occidental, moderne, subdivisé en disciplines, en objets réduits, aux résultats provisoires, et à l'applicabilité souvent précaire. Dans le premier contexte, la plante est utilisée *in natura*, telle quelle dans sa complexité. Dans le second, on choisit en général un de ses composants, appelé principe actif, destiné à être utilisé indépendamment. Il s'agit là d'une discontinuité du savoir développé autour de la complexité de la plante et de son environnement, élaboré par l'expérience d'une autoconsommation millénaire.

L'Organisation Mondiale de la Santé (OMS) et les groupes alternatifs de santé publique considèrent les pouvoirs des plantes et le savoir dont elles sont l'objet comme un aspect primordial de la MT, méritant d'être assumé par les services publics dans la lutte contre la maladie et la morbidité.

En recherche d'interdisciplinarité

> *Nous souhaitons énoncer ici le caractère interdisciplinaire de la méthodologie ethnobotanique qui est autant anthropologique que botanique.*
>
> (Barrera, *Memorias del Simposio de Etnobotanica*[2])

Lors de l'élaboration du programme de travail et de formation d'une équipe interdisciplinaire, nous avons affronté deux préoccupations. *Primo*, en ce qui concerne le contexte interne de notre travail académique, et *secundo*, dans son interface avec les services publics de santé, dans le contexte de la société civile et du monde associatif.

La première préoccupation était de trouver une perspective de travail, à courte et moyenne échéance, qui soit cohérente avec le désir d'intégrer, dans le travail académique, les aspects de recherche et d'*extension* universitaire. Elle devait avoir en même temps un impact dans l'activité d'enseignement, jusqu'à la formation postdoctorale, dans les domaines qui nous concernent : l'anthropologie de la santé/maladie (ou anthropologie médicale), et la sociologie de la santé.

L'Université publique brésilienne assure théoriquement l'indissolubilité de ces trois objectifs de service public que sont l'Enseignement, la Recherche et l'Extension. Dans notre contexte quotidien, cependant, nous étions confrontés à la quasi-impossibilité de concilier ces trois dimensions. En parallèle à l'ouverture de perspectives de travail sur la MT - et en particulier sur les plantes médicinales - se dessinaient de nouvelles difficultés, par rapport au temps disponible (l'agence nationale de la recherche (CNPq) envisageait à l'époque l'exclusivité du temps pour l'enseignement et la recherche) et vis-à-vis de la nature du projet, impliquant un travail de terrain auprès d'une population. Ce qui requérait une intégration durable dans son contexte social. L'intégration envisagée devait se définir par rapport au travail social déjà entrepris dans une région, et être réalisée en collaboration contractualisée avec les services municipaux de santé des deux communes (appartenant chacune à un état différent).

C'est ainsi qu'ont été établies les bases de ce programme d'extension, en assurant une continuité éducationnelle et organisationnelle. Ce Programme de Santé des municipes d'Itambé (PE) et Pedras de Fogo (PB) ont été élaborés par José de Oliveira Irmão (Zeca Barreto), alors secrétaire de la mairie d'Itambé, et moi-même. Cette nouvelle et ample perspective alimentait l'espoir de clarifier des problématiques pertinentes autour de la phytothérapie et de ses variables, en conservant l'ouverture interdisciplinaire garante d'un regard critique.

Cette seconde préoccupation a nécessité initialement une incursion de notre part dans différents champs de connaissance, afin de nous familiariser avec des questions et terminologies spécialisées, en particulier dans le domaine de la phytothérapie. C'est dans ce contexte que des variables éminemment anthroposociales sont apparues à la lumière de l'ouverture permise par un travail interdisciplinaire. Du point de vue théorique et épistémologique, nous nous sommes inspirés de la recherche d'Edgar Morin, surtout dans son œuvre *La Méthode*. Pour nous particulièrement précieux, le contenu du troisième tome, *La Connaissance de la Connaissance*, qui était encore en élaboration, fut présenté dans ses grandes lignes à Recife en 1983.

À partir de cette nouvelle approche complexe, nous avons réalisé des lectures et des entretiens avec des chercheurs issus de domaines tels que l'écologie, la nutrition, la chimie, la pharmacologie, et la médecine. Les variables anthropologiques prenaient ainsi corps dans l'ethnobotanique, la MT ou l'anthropologie de la santé/maladie - discipline que nous avons fondé à l'université de la Paraíba. Nous pouvions ensuite élaborer des questionnements en termes de téléologie en médecine collective, qui était l'un des deux domaines de la maîtrise en sciences sociales dans laquelle j'exerçais. En filigrane, se trouvaient les défis vécus par la population avec laquelle nous maintenions un contact permanent.

En prenant comme point de départ cette confrontation entre connaissances populaires et scientifiques sur les plantes, dans leur continuité et discontinuité, nous sommes parvenus à déterminer deux enjeux. Le premier sur la finalité même de ces investissements académiques, la recherche et l'enseignement, et le point de mire de l'industrialisation des médicaments, à partir de l'usage de matières premières et d'une technologie nationale ; le second concernait l'évaluation et l'élaboration de programmes en MT, d'après les orientations de l'OMS, avec laquelle nous avons tardivement tenté de nouer des contacts directs.

La phytothérapie, en tant qu'objet d'étude, fut peu à peu construite à partir de cette nouvelle approche théorique inspirée d'une anthropologie complexe, de l'unité de l'Homme. Cette dynamique, d'après Edgar

Morin, consiste à éviter les réductionnismes et les - « ismes » particuliers, ce qui nous habilite à respecter la complexité du savoir-faire phytothérapique dans ses dimensions et ses réseaux, ainsi que dans sa globalité vécue, expérimentée. Globalité en tant qu'expérience observable, riche de dimensions progressivement reconnues. Par une exigence méthodologique, nous avons adopté un tableau taxonomique pour ces dimensions. Il nous fallait un filet dont les mailles puissent capter des caractéristiques empiriquement repérables parmi les différentes pratiques et représentations populaires.

Par une tradition maintenue jusqu'à présent, les études des pratiques et faits sociaux se caractérisent par la singularité ou la spécificité des objets d'étude, mais aussi dans les efforts d'explication et de compréhension par la restriction d'un champ restreint de leur signification, et également par la construction et l'émancipation de sciences ou de branches disciplinaires. Il faut ici veiller à prendre une distance vis-à-vis des exigences traditionnelles de construction des objets, théoriquement (ou méthodologiquement) définis comme distincts. Nous n'avons pas besoin de garantir la construction d'un objet scientifique comme à l'époque de Durkheim, où des limites arbitraires établissaient le champ de la connaissance. En outre, nous devons éviter de faire circuler dans un même champ social des variables considérées uniquement soit en tant que cause, soit en tant qu'effet. Car dans ce cas on ne fait appel qu'au concept de causalité linéaire, sans récursivité, dans la construction des champs de savoir sur l'Homme[3].

Les études sur les plantes dans la division établie du travail scientifique actuel se réfèrent à l'anthropologie, comme à la botanique, à la pharmacologie, à la chimie, à la médecine, à la pharmacologie clinique, dimensions distantes mais reconnues comme complémentaires. Dans les études scientifiques, nous rencontrons plusieurs "tiroirs" pour ces variables aux dimensions empiriquement établies. Mais en regard de notre objet complexe anthropologique, nous pourrions attribuer le terme « populaire » à ces mêmes disciplines, qui seraient : botanique populaire, pharmacologie populaire ou médecine populaire. Devant ce champ complexe de pratiques sociales phytothérapiques, à l'instar de traditions autochtones et des couches populaires, nous pouvons ajouter une interrogation quant à la possible existence d'une « chimie populaire », en amont et au-delà de l'alchimie médiévale et de l'homéopathie moderne. Il faut nous rappeler qu'historiquement, un processus de continuité n'a pas toujours prévalu dans l'apparition d'expériences et sagesses populaires contribuant aux avancées de la chimie. D'autre part, on pourrait reconnaître dans le champ de la botanique ce processus de continuité et d'alimentation du scientifique par le non-scientifique. Dans le cas de l'ethnobotanique, au nom de ce processus de continuité par laquelle la botanique s'alimente de sa phase « préhistorique », on pourrait comparer le premier domaine à un « ancien testament » annonçant le second.

L'appel à l'anthropologie dans les études sur les plantes médicinales nous fait voir clairement cette intersection typiquement interdisciplinaire (ou intersection mutuelle) qui nous autorise à considérer, comme Barrera cité dans l'épigraphe, que l'ethnobotanique est inclue dans la botanique comme dans l'ethnologie, autre nom de l'anthropologie.

La division ethnographique et l'absurde anthropologique

Il apparaît important, dans ce contexte d'étude, de tirer profit d'un exercice sur l'anthropologie elle-même. À la différence d'autres branches des ethnosciences, l'anthropologie s'interdit la différenciation d'objet entre anthropologie populaire et anthropologie scientifique, comme entre ethnobotanique et botanique, pharmacologie et ethnopharmacologie, etc. Toutes ces branches qui s'émancipent en se différenciant le font autour d'un tronc commun, rassemblées par le terme « ethno ». Cela se manifeste avant même toutes les tentatives mises en place pour conjuguer les efforts : ce que l'on appelle aujourd'hui interdisciplinarité, et qui correspond à une nouvelle perspective théorique et épistémologique de la complexité dans le domaine anthropologique.

Nous tirons parti de cet exercice en travaillant à propos d'une notion d'absurde anthropologique, par la confrontation de l'anthropologie avec les autres branches de l'ethnoscience. Il n'existe pas d'anthropologie populaire à comparer à une anthropologie scientifique, comme c'est le cas pour les différentes subdivisions de l'ethnoscience (médecine populaire/médecine scientifique, pharmacologie populaire/pharmacologie scientifique,...). Il s'agit clairement de champs complémentaires à la recherche de l'universalité de la culture humaine. Cette impossibilité à diviser l'anthropologie entre populaire et scientifique révèle l'absurdité fondamentale de cette division.

La construction de nouvelles branches de la science fait appel à la définition d'un objet et d'une méthode. Cependant, nous voyons qu'il est néfaste de valoriser la défense des champs hyperspécialisés, territoires fonctionnant de manière plus ou moins close, à l'exemple de domaines coloniaux, privés et hermétiques.

En ce qui concerne les objets considérés empiriquement, il apparaît qu'ils dissimulent ou laissent implicite la base méthodologique de ces différences. Envisageons la complémentarité de ces différents domaines. La démarche reconnue dans l'histoire moderne de la science envisage des coupures et des disjonctions entre les différentes dimensions disciplinaires. Cela se produit même à travers le langage établi dans les disciplines, par lequel la production de nouvelles connaissances s'accompagne de la bifurcation, de l'émancipation de nouvelles branches disciplinaires. L'expansion des technologies spécialisées pourrait contribuer à la complémentarité et parallèlement à la complexité du paradigme, capables de répondre à la complexité reconnue de la réalité nature/vie/culture. Si l'on regarde de près la nomenclature scientifique, on trouve souvent désigné par un terme, aussi bien le domaine de la science que son objet empirique et spécifique. Le terme botanique (du grec *botanê*, plante) représente seulement le terme de la discipline scientifique. Le mot histoire (provenant du latin) signifie à la fois le déroulement des vies humaines, des sociétés, dans le temps, et la recherche comme l'enseignement dans ce domaine. L'ethnobotanique (étymologiquement ethno : peuple + botanique = botanique populaire) correspond à l'étude des connaissances et coutumes concernant les plantes dans les différentes cultures. Il existe donc une botanique populaire, traditionnelle, des nations ou des catégories sociales non-lettrées ou ex-lettrées (comme les descendants des Indiens de l'Amérique précolombienne). Dans la mesure où tous ces savoirs toujours vivants, pas encore perdus, deviennent réétudiés, écrits ou réécrits, transcrits et collectés, pour être ensuite systématisés, classés dans les termes internationaux, en étant baptisé en latin, ils gagnent un statut de science. Par respect envers les observations, les cognitions et les expériences traditionnelles des peuples, comme pour la validité des essais-erreurs qui sont considérés comme une pré-science, on pourrait à la limite qualifier tout cela de proto-botanique. La science en question deviendrait donc simplement part de la botanique et non plus de l'ethnobotanique. Si par le biais des méthodologies, les branches de l'ethnoscience s'émancipent, son objet majeur se maintient comme portant une vocation à être rétablie. Vocation première gravée dans le terme *ethno*, tronc commun de ses différentes branches.

Les défis de la complexité à cet égard sont justement de pouvoir regarder par un œil l'universalité de la culture humaine, son unité dans la diversité anthropologique, et par l'autre œil les aspects spécifiques et les singularités de chaque culture dans l'orchestre de la diversité humaine. Si on privilégie seulement les différences de chaque culture, même les aspects comparatifs demeurent difficiles. Ce qui apparaît encore dans les dictionnaires et qui maintient l'ethnologie comme une différenciation absurde entre les « races », réalimente la vieille idéologie de la division, au détriment de la construction de l'humanité. On resterait encore de cette façon dans la justification des différences, forme d'expropriation des forces de travail, des savoirs et des savoir-faire, source et conséquence de la domination de l'homme par l'homme, se traduisant par exemple dans l'esclavage et la colonisation.

Les plantes médicinales : conjonction nature / culture

Les plantes médicinales occupent un vaste volume, dépassant les limites classiques et les dichotomies entre sciences de la nature et sciences humaines. Il est évident que toutes les sciences construites dans les sociétés par l'accumulation historique sont humaines. Quand, par exemple les ethnopharmacologues ou anthropologues étudient les plantes médicinales, apparaît clairement la question des méthodes, car les plantes ne sont pas seulement des objets, parties d'une nature elle-même considérée comme objet déjà défini. Il nous faut comprendre comment sont élaborés les objets d'étude. À l'inverse, l'observation des objets révèle les méthodes. Dans une perspective interdisciplinaire - par laquelle on distingue les dimensions du réel sans les séparer -, c'est un effort inutile que celui d'alimenter des constructions qui établissent les frontières entre disciplines. Car il est peu important de tenter de répondre si l'on fait de l'anthropologie ou de la botanique au sens large, lorsque l'on étudie la sagesse et les savoirs traditionnels selon les ethnosciences.

À côté de ce qu'il est convenu d'appeler l'ethnobotanique, rappelons que reconstituer le savoir traditionnel sur les plantes revient à étudier la culture et pas seulement la nature végétale en tant que telle. La nature est davantage une dimension absorbée par la culture, par le travail humain.

Les aides spécialisés, les *mateiros* qui assistent les botanistes dans l'identification et la collecte des plantes pour les centres d'étude, représentent la charnière entre connaissances populaires et scientifiques en faisant rencontrer ces deux extrêmes. Outre l'échange permis dans une institution entre chercheurs penchés sur un thème commun, le travail interdisciplinaire équivaut à un effort d'approfondissement, apporte la possibilité de confrontation et de comparaison entre deux types de connaissances, populaire *versus* scientifique. Du point de vue anthropologique, notre point de départ est la reconnaissance des limites de nos connaissances, car l'anthropologie (re)connaît une antériorité des connaissances traditionnelles ou pré-scientifiques.

Les études sur la complexité de la culture incluent les savoirs et les modes d'utilisation des plantes, pour un effet positif, y compris thérapeutique. L'utilisation des plantes médicinales dans le contexte populaire est un univers qui se présente comme un vrai défi pour l'étude de la complexité. Ce défi implique et relativise le procédé traditionnel de l'anthropologie, dans la mesure où nous devons faire face à une connaissance différente de celle que nous prétendons construire. Nous travaillons avec cette base de savoir, cette cosmovision, qui comporte bien sûr ses dimensions inconscientes, et avec laquelle nous progressons, dans la synthèse sur l'Homme à propos de ses relations sociales et avec la nature. Dans la mesure pourtant où l'on reconnaît la nature spécifique d'un type de savoir traditionnel, on touche aux limites mêmes de la science comme forme de connaissance ; la démarche de l'ethnoscience devient ainsi reconnaissance de ce qui est pré-scientifique. Les études sur les représentations sociales dans cette perspective se destinent à une conscience réflexive à cet égard.

L'anthropologie semble dotée d'attributs descriptifs et explicatifs en apparence très directement représentatifs des connaissances traditionnelles. Mais cette discipline, parmi d'autres plus pragmatiques, ne doit pas être confondu avec son objet d'étude. Car l'appropriation de ce dernier peut induire la disparition par absorption de la réalité indépendante de la connaissance traditionnelle.

D'où le nouvel effort de construire un processus interdisciplinaire qui assume et respecte la complexité même de la vie, et la lutte pour sa protection. Ceci constitue un objet d'étude valorisant, intégrant par exemple le quotidien dans les couches populaires, ses formes d'organisation parfois spontanées, la confrontation avec les forces vitales de la nature dans le contexte écologique au sens large. La considération éthique et épistémologique de la complexité des phénomènes, si elle est envisagée collectivement, rejoint la perspective d'une science avec conscience.

Le dialogue avec les spécialistes d'autres champs d'investigation, tels que pharmaciens, botanistes, chimistes, médecins, infirmiers, agronomes, nous permet une approche concrète de l'explication de problématiques éminemment anthropologiques, qui peuvent être réinvesties pour la progression du travail interdisciplinaire.

La phytothérapie dans l'antichambre de la science

Les études pharmacologiques et chimiques, aussi bien que les études botaniques, font appel aux connaissances traditionnelles. Cet aspect mériterait d'être explicité et développé par une argumentation scientifique, mais faisons ici seulement référence au point de vue anthropologique en tant que critère de sélection des objets d'étude phyto-pharmacologiques. À côté des critères phyto-chimiques ou chimio-taxonomiques, apparaissent d'autres critères issus des recherches en ethnosciences (ethnobotanique et ethnopharmacologie). Bien entendu, pour comprendre les choix opérés sur ces critères, il est nécessaire d'appréhender les intentions - en particulier économiques et des politiques de recherche - sous-jacentes à ces choix.

Nous le savons tous - mais on l'oublie souvent -, la sélection d'un objet, d'un projet de recherche n'est pas du tout scientifique. Il s'agit de choix qui se font dans l'antichambre de la science, selon l'expression de Max Weber. C'est à ce moment qu'entrent les présupposés qui orientent et conditionnent les avancées scientifiques, à l'exemple du choix d'un terrain sur lequel on construira un bâtiment. Ces choix relèvent de priorités élaborées selon des points de vue éthiques et politiques. Ces priorités méritent d'être confrontées dans le champ de leur applicabilité postérieure. À observer ces finalités, cette téléologie, engagées dans le processus de sélection des objets d'étude, on peut comprendre comment en découlent les modes de production et d'élaboration de connaissances.

L'usage des critères phyto-chimiques pourraient se résumer à un premier tri du contenu chimique des plantes. La teneur en certains composés identifiés, comme des alcaloïdes, des esters, des saponines... structurent des classifications qui sont appliquées à ces plantes. D'après les connaissances admises sur les propriétés de ces composants, on oriente le choix opéré sur les plantes pour en faire des médicaments, selon qu'elles en comportent ou non une concentration importante. Qu'en-est-il d'une base traditionnelle, pré-scientifique, préalable à la mise en œuvre d'une recherche en laboratoire ? Avec ce présupposé, une connaissance traditionnelle se verrait perfectionnée lors d'une une étape scientifique ultérieure.

C'est un fait, on ne sélectionne pas aléatoirement les plantes dans la nature pour parvenir à des conclusions sur leurs propriétés thérapeutiques. Nous révélons ainsi l'hypothèse d'une imbrication d'un critère anthropologique avec ce qui est nommé critère phyto-chimique. Le même raisonnement peut s'appliquer au critère chimio-taxonomique. Par exemple, certaines espèces végétales sont déjà connues pour contenir un composant identifié, disons, un alcaloïde original ; une plante proche peut ainsi être sélectionnée en suivant la bonne probabilité d'obtenir un résultat fructueux dans la recherche de cet alcaloïde. Cette hypothèse d'imbrication peut faire écho au concept marxiste de "travail mort", un processus d'accumulation et de continuité historique. Une chaîne de savoir-faire élaboré au fil des générations, et qui constitue un processus cumulatif de connaissances, transmis d'une façon ou d'une autre jusqu'aux phases actuelles.

On constate dans l'évolution de la spécialisation des connaissances un mouvement qui se révèle non comme de l'accumulation, mais au contraire comme une perte d'informations utilisables pour les études pharmacologiques. Tel centre d'études, par exemple, se spécialise dans les produits destinés au système nerveux central ; tel autre travaille sur les questions d'inflammation. Certains résultats, non pertinents dans l'un des domaines d'application, peuvent être sources d'avancées importantes pour l'autre champ de recherche, à condition qu'ils ne soient pas écartés par les spécialistes. Certains laboratoires prennent donc le parti de consacrer davantage de temps à des recherches de base pour conserver des possibilités d'ouverture vers plusieurs activités pharmacologiques différentes. Même s'il est impossible de couvrir toutes les fonctions pharmacologiques potentielles, dès que l'on élargit les chemins d'investigation, on peut en identifier de nombreuses, telles que des fonctions stimulantes, sédatives, analgésiques, diurétiques, antirhumatismales, antidiabétiques, cardiovasculaire, bronchodilatatrices, etc...

C'est dans l'antichambre de la recherche publique, et non seulement privée, que l'on définit les priorités de nouveaux projets pour la découverte de molécules destinées à élaborer de nouveaux médicaments industrialisables. Dans cette même antichambre peut, je l'espère, s'opérer un dialogue entre responsables de projets, tenants de la demande et de l'offre en phytothérapie pour la santé publique. Les investissements pourraient donc se dessiner en fonction de choix déontologiques et bioéthiques, respectant les priorités définies dans des cadres épidémiologiques spécifiques ; et ce en amont des recherches phytothérapiques, publiques et privées.

Crédibilité et croyance

La fiabilité des résultats de recherche est une question des coulisses de la science qui mérite d'être analysée. Il existe deux procédés de base pour effectuer une étude pharmacologique sur des plantes : on travaille avec un extrait végétal brut, nommé formule mère, ou on tente d'utiliser des composants chimiques isolés. Les recherches menées à base de plantes suscitent parfois le découragement. Dans ce champ de la pharmacologie, les résultats sont toujours lents à apparaître, et difficile à produire en regard des exigences de publication des revues reconnues. En travaillant sur des extraits bruts, il n'était pas évident jusqu'à peu, de bénéficier d'une crédibilité suffisante pour pouvoir publier : pour être corroborés, les résultats doivent être reproduits, ce qui est moins évident qu'avec des éléments isolés.

Comme il s'agit d'études ne visant pas à une applicabilité immédiate, et suivant la division du travail scientifique, il incombe à certains chercheurs les tâches de laboratoire ; à d'autres scientifiques reviennent la tâche de la validation et la communication des résultats, à d'autres enfin la mise en application pratique en fonction des exigences et possibilités du marché. La finalité "politique" des études pour le chercheur est évidemment d'obtenir une reconnaissance, en termes de prestige, ainsi qu'une amélioration continue de ses conditions de production intellectuelle. En quelque sorte, le monde de la recherche convertit donc un moyen en une fin. D'autre part, la crédibilité logique scientifique, intégré dans des circuits capitalistes, dépend d'un modèle qui évite à tout prix de reconnaître les éventuelles dimensions de subjectivité. On opère, dans le champ des sciences biologiques, avec seulement des « qualités premières », comme disaient les anciens. Ceci implique que les chercheurs doivent se méfier d'eux-mêmes ; un exemple en est l'usage en contexte clinique d'expériences en double-aveugle, au cours desquelles le patient ni le chercheur ne sont informés de quel produit ils vont faire usage.

Dans le cas d'études menées à partir d'extraits, on se confronte également à une variabilité biologique, la réaction à une drogue étant différente d'un organisme humain à l'autre, ce qui compromet la généralisation des résultats. Il est envisageable de progresser en découvrant ces variables responsables de l'incertitude associée aux effets physiologiques de l'extrait. On touche alors souvent aux frontières des connaissances, et avoir recours à la transdisciplinarité peut accroître la portée des résultats. Au final, ceux-ci doivent toujours être validés par des essais incontestables réalisés en laboratoire.

Des chercheurs brésiliens parmi les plus réalistes évaluent avec justesse les limites locales, technologiques (mais pas seulement), dans l'industrialisation des découvertes de principes actifs pharmacologiques. Un autre défi serait donc de favoriser l'autoconsommation des plantes *in natura*, ainsi que le perfectionnement de techniques simples ou alternatives pour la préparation de remèdes et de médicaments à la portée de tous. Il est fréquent de noter une grande méfiance à l'égard des plantes médicinales de la part du corps médical, qui y perçoit plus souvent un risque qu'un atout. Quelques débats soulèvent périodiquement cette question.

En fait, les plantes, comme n'importe quel remède, constituent un poison en même temps qu'un facteur de santé. C'est un constat qui a été obtenu via la tradition populaire, et qui doit être respecté par la science, au même titre que les connaissances détenues par la population. Qui sommes-nous pour évaluer en profondeur les possibilités offertes par les plantes ? Les méthodes d'évaluation sont diverses et ont évolué, entre écoute de l'instinct, procédés d'essai-erreur et méthodes scientifiques. Notre recherche anthropologique a pour but précisément d'évaluer les décalages entre l'utilisation populaire d'une plante et ce à quoi la science la destine. Il existe un hiatus : en dépit d'une certaine continuité incontestable entre MT et MO, la démarche scientifique, en se développant et s'émancipant, a autorisé l'élaboration d'un mode spécifique d'élaboration de connaissances, permettant par exemple l'extraction de principes actifs et leur utilisation ciblée, à travers une reconstitution synthétique dans de nombreux cas.

En Chine, comme chez les Indiens du Brésil ou d'autres populations autochtones, les plantes médicinales demeurent utilisées *in natura*. Une plante peut contenir par exemple une centaine de substances. Une de ces molécules peut présenter des dangers, être toxique, cancérigène... Le mélange avec les 99 autres va équilibrer l'ensemble. A ce sujet, la science reconnaît l'existence d'une complexité, de synergie dans l'articulation de tous ces composants, qui joue un rôle majeur aussi bien dans l'innocuité d'une plante que dans l'efficacité thérapeutique d'une plante. La toxicité bien sûr dépend toujours de la quantité utilisée et du mode d'administration, et c'est en dehors d'un contexte culturel de savoir-faire que l'usage en autoconsommation de certaines plantes présente des risques ; distribuées par exemple en supermarché, elles pourraient être la source d'intoxications pour des personnes qui ne sont plus averties. C'est pourquoi je ne considère pas souhaitable de présenter les plantes comme des panacées, des remèdes miracles à même de résoudre tous les problèmes. Il n'est pas non plus envisageable de louer l'utilisation de ces organismes vivants sans la prise en compte des environnements culturels et écologiques d'où ils sont issus.

Évaluer deux procédures différentes comme le sont les méthodes scientifiques en regard des connaissances populaires, n'est pas une tâche aisée. Il n'y a pas de critères évidents pour comparer ce que fait la population en préparant et consommant une plante, et ce qu'un laboratoire réalise par le biais d'extraits actifs. Mais il existe en revanche la possibilité de mettre en œuvre des enquêtes permettant l'étude médico-clinique de patients faisant l'usage traditionnel de plantes *in natura*. L'organisme de chacun de nous est également un laboratoire. Nous savons que notre cerveau produit lui-aussi des substances dont le fonctionnement est mal connu. Le futur nous apportera sans doute une meilleure connaissance des processus psychiques, émotionnels, qui sont en étroite relation avec le métabolisme humain et par là-même affectent l'efficacité des produits du métabolisme végétal. La fonction pharmacologique des plantes passe par une grande complexité, qui est également celle de l'homme dans son environnement. Ce qui guérit n'est pas le remède, mais le corps réagissant, interagissant avec ces substances. La population découvre peu à peu cette dimension complexe, au sujet par exemple de la généralisation des vaccins, dont l'efficacité ne dépend pas seulement de l'inoculation d'une substance.

On peut appeler mystique, magique, ces opérations dans lesquelles les plantes, jouent ce rôle de soin. Elles détiennent pour nous un pouvoir énorme, grâce à leurs propriétés curatives. En outre, ce que la science ne peut constater, c'est ce qui s'opère lorsque les plantes sont données avec amour - *quando a planta é dada com amor* - selon la phrase du Dr. Celerino Carricone. Il existe pour ce don la mise en œuvre d'une relation sociale, dans un contexte qui peut être de solidarité traditionnelle caractérisant les cultures populaires. Par exemple, le *mutirão*, au Brésil, est un travail collectif, pouvant venir en aide à l'un des membres de la communauté. Dans certaines tribus amérindiennes, une cérémonie de soin fait intervenir une répartition des tâches : l'un cherche du bois pour le feu, d'autres cueillent des plantes ou préparent des instruments, pour la confection d'un remède spécifique au malade. Celui-ci nécessite, à ce moment, une protection, et bénéficie alors d'une attention solidaire. Dans notre civilisation, nous rencontrons également ces mêmes principes, cette même structure profonde de solidarité et de ritualisation comme facteur de guérison, non seulement dans le cas de la phytothérapie, mais aussi dans les cas particuliers de soin magique. La solidarité est bien entendu mise à mal dans les situations individualistes dues au consumérisme et au capitalisme moderne.

Ainsi, on ne peut envisager une division radicale entre le soin magique et le soin médical, car on constate toujours une dimension de croyance, à laquelle l'humain n'échappe pas. Parfois dissimulé, cet aspect largement exprimé dans les cultures antiques ou dites primitives, se retrouve chez les acteurs de notre culture dite urbaine ou civilisée. Il s'agit bien de mysticisme, défini par l'opposition à la rationalité de la science et de la technologie moderne.

Le retour à l'utilisation des plantes aujourd'hui, est certainement un retour au désir et au besoin de solidarité. Entretenir une relation à la nature, c'est aussi développer une relation avec les mystères de l'Homme dans le monde.

Phytothérapie : ressources naturelles, humaines et culturelles

Ma recherche porte l'ambition de souligner les trois dimensions, distinctes mais non isolées, qui fondent la phytothérapie : les ressources naturelles, humaines et culturelles.

En ce qui concerne les ressources naturelles, écologiques, nous sommes confrontés à la destruction et à la disparition progressive des espèces végétales, ce qui constitue une grande difficulté pour les populations faisant usage de la terre et des plantes pour vivre et se soigner.

Quel est l'aspect humain dans l'univers de la phytothérapie ? Des personnes spécialistes, détentrices de connaissances, sont considérées comme des interlocuteurs privilégiés ; elles sont les héritiers des traditions indigènes ou préindustrielles, somme de millénaires de découvertes, qu'il importe de considérer.

Enfin, la ressource culturelle qui fonde et enrichit la phytothérapie moderne constitue un immense patrimoine non matériel. Elle permet la redécouverte de connaissances sur les plantes constituées autour des maladies et de leurs traitements. Ce que nous savons des plantes représente un lien avec ce qui peut être découvert du corps de l'Homme et de son bon fonctionnement. Les visions de l'Homme ainsi construites s'inscrivent dans une vision du monde, une cosmovision. Les maladies se relient aux remèdes par l'intermédiaire d'une connaissance spécifique des plantes. Celle-ci s'avère être donc un important volet des connaissances que les humains tiennent d'eux même et de leur environnement.

Cette étude s'est dédiée à l'approfondissement des formes de connaissances complémentaires, qui ont été, sans doute injustement, séparées les unes des autres dans l'élaboration de la science moderne. C'est ainsi que j'ai envisagé d'inscrire cette réflexion sur les plantes médicinales dans la perspective d'une étude de la complexité. En achevant cet essai, nous pouvons être pris par le sentiment que cette thématique n'a été qu'effleurée. Les ressources naturelles, humaines et culturelles qui sont étudiées à propos des plantes médicinales constituent un véritable défi, dans la mesure où il s'agit de potentialités pour la santé publique. Nous savons que ces ressources existent encore et qu'elles se trouvent pour une large part dans les contextes humains les plus pauvres. Elles peuvent y être valorisées par des processus de réintégration, à mettre en place par les systèmes de santé publique. Dans ce sens, on demeure dans le souhait que les programmes de MT de l'OMS contribuent à articuler réellement les expériences menées dans tous les continents sur ces thèmes de valorisation.

Langage populaire et médical

La science est avant tout un discours sur la réalité. Et si cela est vrai de manière générale, une recherche anthropologique ne peut faire l'économie de l'étude du langage par lequel la population véhicule ses expériences, ses savoirs et savoir-faire, outre ses valeurs et visions du monde. Dans la mesure où est privilégiée une perspective compréhensive et cognitive, à partir de données surtout qualitatives, ceci nous permet de reprendre ici la question des pratiques traditionnelles de santé à travers la grande problématique du langage et de la communication.

Les codes fondamentaux du langage traditionnel représentent un espace de confrontation et de résistance, où le risque est permanent ; comme dans la vie elle-même. Ceci constitue un challenge dans la communication, dans les échanges qui ont lieu entre médecins et patients, comme avec les agents populaires de santé et les autres professionnels. Le langage, composante fondamentale de la culture, est ainsi considéré ici comme une médiation en même temps qu'une difficulté.

Une évaluation des actions de santé en termes de Droits de l'Homme doit considérer cet aspect du langage comme une voie privilégiée de réflexion et de changement. La reconnaissance du langage est une condition de base de la compréhension et du respect de l'interlocuteur. On constate cependant le plus fréquemment, à propos du langage, une prédominance de quiproquos et de mécanismes de défense des différentes parties, qui ne s'approprient pas un code commun de communication. Du côté des classes populaires, comme de celui des professionnels de santé, on fait souvent comme si ce qui est émis était logiquement décodé par l'autre. L'attention au langage et à la variété de ses formes est sans doute à considérer comme indispensable pour toute culture et toute solidarité. A fortiori, elle est déterminante dans l'évaluation des potentialités des ressources locales, comme dans la perspective nouvelle de l'intégration de ces potentialités dans les processus d'éducation à la santé. Il nous faut donc prendre au sérieux cette dimension du langage dans la formation des nouveaux professionnels de santé.

Dans notre présence sur le terrain, nous avons détecté, au niveau du langage, une influence de la présence de notre équipe de recherche. Durant la phase initiale de notre travail, les services médicaux des deux municipalités ont été affectés par des transformations significatives. Notre tentative de valorisation des pratiques traditionnelles de santé a représenté un certain stimulus auprès de la population dans la préservation de cet héritage de sagesse traditionnelle. D'autre part, nous avons constaté certains éléments de résistance. Les conditionnements négatifs, le clientélisme politique, la démagogie auxquels la population ont été longtemps soumis, y compris de la part des services officiels de santé, exigent un long processus de déconditionnement et de reprise de co-responsabilité dans la participation, la planification et l'évaluation de la qualité des services. Ces démarches pourraient alors vraiment engager les familles, les agents traditionnels, la société civile locale.

Reprenons le contexte plus large dans lequel il apparaît important de re-situer les données de cette analyse. Je souhaite montrer que le modèle traditionnel paraît à la fois comme désactivé, hors-norme, mais aussi comme un terrain fécond pouvant être revitalisé, valorisé dans ses potentialités. Celles-ci prennent différents aspects, mais constituent un support prometteur, favorable à une vie digne. À la différence de tant d'innovations, qui se mettent en place souvent au détriment de la qualité de vie des populations rurales, peuvent exister des modèles d'autoconsommation, d'utilisation de matières premières et de compétences disponibles localement. Entre autonomie et dépendance, la liberté d'accès aux biens naturels suivant les possibilités offertes par la culture et les langages locaux, adaptés à la réalité locale, constitue une mise en pratique prometteuse de ces patrimoines uniques.

Pratique de santé, culture et éducation populaire

Dans la culture populaire, existent des contenus de connaissance, des perceptions du monde, qui ont été véhiculés par des catégories cognitives qui permettaient la compréhension populaire de la santé, des maladies, et des pratiques de soin auprès des malades de la communauté. D'autre part, on constate que la pharmacologie scientifique développe d'autres contenus de vision de l'univers, et des discours articulés suivant les codes de la biologie et de la chimie.

En observant ces deux discours sur la santé et la maladie, on peut facilement comprendre les enjeux de communication. Il s'agit de deux langages, deux codes de communication qui ne se rejoignent pas dans leurs extrémités ; ce sont comme deux continents culturels, toiles de fond de la perception de ce qu'est la santé/maladie, et qui prennent toujours plus de distance l'une vis-à-vis de l'autre. Les codes populaires perdent de leur caution, sont mis à l'écart sans pour autant que les nouveaux codes scientifiques de la médecine soient toujours accessibles dans la communication entre les malades et les professionnels de santé. Cette perception populaire se maintient souvent dans un contexte relativement distant des institutions médicales, malgré une amélioration de l'accès à celles-ci pour les populations économiquement défavorisées. Et les scientifiques, les professionnels de ces institutions ne parviennent pas à utiliser une terminologie adaptée à la transmission de ces nouveaux acquis de la science.

Le latin est à nouveau utilisé dans les termes médicaux pour faciliter la communication entre différents pays. On constate un processus de changement culturel qui va peu à peu marginaliser, discréditer le langage populaire et la transmission d'une perception traditionnelle, inscrite dans une logique symbolique de cosmovision. En résulte un fossé ou même un vide culturel. Une mise en dépendance apparaît, pour toute une clientèle n'ayant pas eu accès à une scolarisation permettant d'appréhender la terminologie et les pratiques médicales modernes.

Je voudrais montrer par certaines observations de terrain, qu'au-delà de l'anecdote folklorique, existe un quiproquo entre les codes savants du médecin et la perception populaire de ce qui lui est exprimé. Ce constat pourrait alimenter une autocritique des professionnels de santé et stimuler la création d'un vrai programme de formation de base pour les professionnels et pour une éducation populaire.

Voici un exemple illustrant ce décalage : un monsieur déjà âgé attend d'être reçu en consultation avec un enfant dans un poste médical. Je l'interroge, mais il ne peut apparemment rien dire au sujet de l'ulcère de la peau que présente l'enfant. Cette affection pourrait être désignée selon la terminologie traditionnelle par *pereba*, ou *rabujo de cachorro*, ou par d'autres termes encore... Cet homme évite clairement d'utiliser des termes dont il dispose pourtant dans son propre langage traditionnel. Les catégories qui étaient auparavant disponibles à travers la terminologie de la médecine traditionnelle s'effacent, dévalorisées, du langage et de la mémoire de la population.

Si d'une part, les populations bénéficient d'une action officielle de santé, d'autre part elles ne bénéficient pas d'un accès cognitif au contenu du langage médical. Pour un travail d'éducation en santé, on nécessite avant tout d'un code de communication accessible, ou d'au moins quelques éléments en commun, utilisables comme ressource pédagogique, de traduction et de premier dialogue entre médecins et patients.

Dans un second exemple, voici qu'arrive une mère très inquiète dans un centre de soin psychiatrique. Après une consultation concernant sa fille, elle s'adresse au médecin en lui demandant :

« Est-ce que ma fille souffre des nerfs ?

- Ça ne veut rien dire pour moi. Elle a des problèmes mentaux. »

Le médecin n'a ici pas voulu faire l'effort de comprendre l'inquiétude de cette mère. Se contentant de sa capacité à poser un diagnostic, il s'est borné à répéter sans concession son jargon, son propre code.

Il devient clair que pouvoir faire appel à des formes diverses de soin dépend de la capacité de communication des services de santé, aussi bien publics que privés. Bien évidemment, les classes moyennes ont plus de facilité pour absorber les nouvelles terminologies médicales, même si les personnes pénètrent cet univers de langage d'une façon passive. Les contrôles sociaux analysant les services de santé, qui font désormais l'objet de nombreuses études, seraient davantage porteurs de sens en faisant valoir cette perspective sociolinguistique, car l'on constate l'impossibilité de communication et de compréhension de la part des patients au sujet des actes médicaux pratiqués sur leur corps et leur esprit.

Les compréhensions traditionnelles, au sujet de la santé/maladie, sont progressivement vidées de leur sens. Ce sont des approches parfois très anciennes et mythiques. On ne peut établir de généralités sur ces cosmovisions, car il ne s'agit pas de codes standardisés, mais souvent élaborés par des gens analphabètes de communautés rurales et de périphéries urbaines pauvres. Dans ce contexte, nous pouvons encore étudier ces éléments de cosmovision comme conditions de contextualisation de certaines expériences et d'informations ethnographiques récoltées de manière éparse au long de recherches sur les plantes médicinales. Avant même qu'apparaissent les nouveaux services de santé publique, une étude spécifique des situations de langage se faisait nécessaire, car ces codes linguistiques peu à peu se transforment, jusqu'à être éliminés, n'étant plus perçus que comme éléments de connaissance pré-scientifique, devant être transformés avec l'action des institutions de santé officielles.

Pour une nouvelle forme de communication et d'éducation populaire, il faut pouvoir prendre en compte l'état de perception, de représentation de la santé/maladie vécu par une population. C'est un défi fondamental dans la formation des professionnels de santé, surtout quand ils se destinent à travailler dans les périphéries urbaines ou en monde rural. Le programme de mise en situation concrète des étudiants (*Estágio de Vivencia*), initié dans les années 1990 par notre collègue Emmanuel Falcão, dans le cadre de la *Pro-Reitoria de Extensão* de l'Université de la Paraíba. Ces stages multidisciplinaires de terrain, formations conviviales dans lesquelles le contexte est intégré à l'expérience, représentent une vraie innovation qui devrait tôt ou tard être réellement reconnu au Brésil et internationalement.

De l'éducation et de la « déséducation » en Santé Publique

> *30 votes valent pour une opération chirurgicale ; 10 votes pour un séjour à l'hôpital, et juste 1 vote rapporte un flacon de médicaments...*

Notre recherche sur les plantes médicinales a été, dans sa première phase, très bien accueilli par nos partenaires des secrétariats municipaux de santé d'Itambé et de Pedras de Fogo. Dans le cas contraire, nous aurions eu beaucoup de difficultés à avoir accès aux malades en contact avec le réseau mis en place par les municipalités.

Nous avons constaté les défis posés en termes d'éducation en santé, et avons reconnu un processus de « déséducation », de mise en dépendance, ainsi que des attitudes populistes de la part des acteurs politiques. Bien sûr, le temps des médecins et des fonctionnaires municipaux est limité, consacré aux consultations individuelles, ce qui a rendu difficile non seulement la collaboration avec l'équipe de recherche, mais également empêchait certainement une concertation constructive à l'intérieur même des équipes municipales. Du point de vue de la population, la demande de consultations tend à augmenter, afin d'obtenir un accès aux produits pharmaceutiques. Cette intervention du médecin ne serait pas nécessaire pour de nombreux cas, mais il s'agit d'une habitude bien établie.

Il nous faut rappeler qu'il n'existe pas de remboursement par la sécurité sociale brésilienne universelle pour l'achat des médicaments, mais pour l'accès à d'autres services (hospitalisation, etc.). En revanche, les services sanitaires municipaux assument la fourniture de produits pharmaceutiques prescrits dans les postes de santé.

Nous nous sommes demandé quelle était la réaction des patients à une prescription pour une plante médicinale, à la place d'un médicament industriel, une recommandation orale se substituant alors souvent à l'ordonnance écrite, sur un papier à en-tête, destiné au pharmacien.

Voici quelques exemples de réactions à une prescription en phytothérapie :

« Ah ! Si j'avais su que le médecin me prescrirait des plantes, je ne lui aurais pas raconté mes problèmes de santé ! »

« L'équipe de recherche sur les plantes médicinales, c'est la mairie qui l'a fait venir pour qu'on ne dépense plus l'argent public pour les médicaments. »

« Attends les prochaines élections, on va voter contre ces politiques. »

Dans certains cas, les patients ont perdu patience. Ils ont déchiré l'ordonnance, comme une forme claire de protestation. Ils se sentent trahis après s'être livrés au médecin, humiliés d'avoir parlé de leur souffrance, d'avoir montré leur corps, dans l'attente d'une intervention médicale spécialisée, d'un savoir et d'un pouvoir qui ne leur est pas accessible. D'où cette déception.

Le médecin conseille par exemple une tisane de romarin, en rappelant au patient qu'il sait lui-même l'utiliser. Le patient qui a cherché auprès du médecin une légitimation de sa souffrance, ou une écoute attentive et discrète, presque de confession, peut prendre cette ordonnance comme une critique qui lui serait adressée. L'efficacité magique de délivrance d'un remède, issu d'un savoir légitime, inscrit sur un papier, est ce qui est en général attendu de la part d'une population habituée à la passivité et au respect du pouvoir du médecin. La prescription orale d'une tisane très connue ne justifierait pas la consultation.

Le Dr Celerino Carricone, qui était notre consultant local, nous a aidés à comprendre la situation. Selon lui, la population pauvre a été conditionnée à une dépendance forte vis-à-vis des fonctionnements médicaux des systèmes officiels. Ce processus de soin nécessite par conséquent un cheminement nouveau dans l'éducation populaire.

Se confirment ainsi des lignes croisées entre la demande et l'offre dans les services de santé. D'une part cette recherche reconnaît, par la collecte de données, que la société locale valorise encore énormément l'utilisation traditionnelle des plantes. D'autre part cette valorisation locale peut constituer un stimulus pour la consommation des plantes en substitution à la consommation massive de médicaments industrialisés. Pour cette raison, la population a associé directement notre projet à l'intérêt qu'ont les Mairies (au Brésil) de réduire les dépenses liées à la fourniture de médicaments. Et par cette vision que pouvaient en avoir les observateurs non avertis, l'objet de la présence de notre équipe de recherche devenait financier : « *O povo da Paraíba veio pra isso* (les gens de João Pessoa sont venus pour ça) ».

Dans ce contexte, les informateurs ne se référaient pas aux conclusions médicales des services publics dans l'explication des maladies, et ne s'en servaient pas pour réfléchir à des démarches de prévention. L'efficacité des médecins était uniquement décrite en fonction de leur capacité à fournir, au nom des pouvoirs publics, un produit pharmaceutique. Comme on le sait, l'effet réel de cette démarche est souvent limité du fait des traitements non suivis correctement, ou se borne à une action palliative pour nombre de cas où prévalent des situations de vie extrêmement difficiles, comprenant malnutrition, manque d'eau potable, hygiène inadéquate et mauvaises conditions de travail.

La sphère politique représente ainsi un « père » dans ces relations paternalistes, qui réduisent les citoyens pauvres à des assistés. Et c'est un peu comme si notre projet avait suscité un épisode dans la relation conflictuelle avec ce « père », qui en échange d'attentions, d'aides et de protection, cherche à maintenir une domination sur « l'enfant » par ses manipulations populistes.

On constate qu'il n'y a pas de logique de rationalisation des dépenses dans la distribution et la consommation des médicaments. La relation médecins-patients entre en revanche dans un type de commerce ou de troc. Les gens savent qu'en échange de faveurs auprès des électeurs, les politiciens cherchent à s'assurer leur vote. Les patients se sentent jouer le rôle d'une monnaie d'échange dans ce jeu politique. « Attend les prochaines élections » menaçait le patient ayant perdu patience. Nous nous interrogions si ces personnes allaient investir leur confiance en eux-mêmes, ou dans un autre groupe politique, ou s'ils allaient tomber dans une posture de fatalisme et d'abstention lors des prochaines élections. Cela vaut-il la peine de jouer à cet échange aliénant, quand les électeurs sont encouragés officieusement à apporter leur soutien électoral et celui de leurs proches en contrepartie d'un accès aux soins ?... « 30 votes valent pour une opération chirurgicale ; 10 votes pour un séjour à l'hôpital, et juste 1 vote rapporte un flacon de médicaments ». Ceci pour illustrer rapidement ce marché sournois cause et conséquence de la déséducation en santé.

Il est évident que dans une telle situation, le défi des changements à opérer pour l'amélioration de la vie quotidienne se révèle extrêmement difficile. D'où l'importance de conserver la possibilité de transmission, d'une génération à l'autre, d'un patrimoine de connaissances curatives et préventives. Car le processus d'aliénation qui affecte la qualité des conditions de vie apparaît dans sa globalité, et fait apparaître les liens entre les éléments qui sont affectés : le rapport à la terre, à l'eau, aux animaux et aux plantes, aux matières premières en général, jusqu'au travail et à la possibilité de choisir ce à quoi il est destiné.

Replanter la vie

Notre objectif de recherche est de rassembler des données empiriques et de compiler des connaissances populaires développées autour des plantes médicinales. Il s'agit de connaître autant que de reconnaître les savoirs. Nous voulons également évaluer les degrés de conscience, ses limites et ses contradictions. Ceci peut permettre de comprendre le goulot d'étranglement qui affecte parfois un processus vital. Comment, face à des enjeux de survie, on sait (ou on ne sait plus) faire appel aux ressources naturelles issues d'une nature connue, domestiquée, testée, assumée par la culture, c'est-à-dire à travers la connaissance.

La dimension implicite de ce niveau de culture équivaut souvent à des éléments d'un inconscient ancestral structuré sur un code primordial étudié dans les différentes branches de l'ethnoscience. Voici l'exemple d'un mythe, aussi vrai que peut l'être l'empoisonnement de la vie des informateurs :

« La maladie se développe dans le monde, à cause des poisons. Cette machine qui ramasse la canne à sucre, elle la prend avec les serpents qui sont dans les cannes coupées. Tout ça va à l'usine et dans le sucre blanc, il y a le venin du serpent. Jadis, les cannes étaient choisies et placées dans le moulin par les mains des hommes, esclaves ou libres, indiens, noirs ou blancs. Ni dans le jus, le miel, dans le sucre brut ou dans la cachaça, ni même dans la mélasse, il n'y avait de venin. »

Le mythe fait l'association entre le serpent comme force antagonique de l'homme, qui est introduit dans les machines, dans ce processus fou de mécanisation qui cause une perte de contrôle et de qualité du travail. Les transformations culturelles dans l'agriculture actuelle est un processus incontrôlé qui affecte en retour l'*homo faber*. Il se contamine dans ces mélanges, devient un agent aliéné du champ mécanisé. Dans le langage proverbial, on disait que les haricots non triés et contenant des petites bêtes amenaient le poison dans la casserole.

Esculape - la constellation du serpent - le symbole de la médecine, est devenu symbole de poison. La mécanisation du moulin de canne à sucre était destinée à diminuer la charge de travail manuel. Mais en se modernisant, il laisse l'homme en chômage, abandonné et éloigné de la nature, là où il élaborait, dans l'écosystème, sa niche culturelle. L'homme écarté de la terre, par la machine qui prend sa place, boit indifféremment le miel et le fiel, l'énergie du sucre et l'entropie mortifère du venin.

Vient alors une guerre de la mort contre la vie. Surgit un chant de désespoir final, dans cette bataille déséquilibrée, car les forces et potentiels de vie, exprimés par cette synthèse majeure qu'est l'homme, proclament l'hécatombe. Par leur désagrégation, les forces reçues, accumulées, échappent au contrôle de l'homme travailleur, s'évaporent sans avoir pu être transmises et confiées aux pas des nouvelles générations. Ce processus d'aliénation est marqué par l'impossibilité croissante de l'accès aux forces vivantes de la nature. À travers les modes antérieurs de production, la terre rendait démultipliées les énergies humaines investies, et les fruits de ce travail alimentaient un cycle renouvelable. Dorénavant, à travers la canne à sucre, cette énergie est exportée, et la force de travail s'émacie. Un poème écrit lors du coup d'état au Brésil en 1964 disait :

« ...Que a mata virgem se vai / No vagão de lenha morta...
Balanço que embalou / Tanto açúcar para o Reino
Quanto quantos embalou / Acossas pras suas covas »

« ...Que la forêt s'en va / dans un wagon de bois mort...
Balance qui balança / tant de sucre pour le Royaume
Combien combien balança / de persécutés au tombeau. »

Dans une lecture moins poétique et davantage anthropologique, l'aliénation poussée à son paroxysme enclenche une rupture dans la chaîne de vie, dans la transmission du flux d'énergie biologique. Au niveau humain, la reproduction de la force de travail, telle qu'elle est décrite par le marxisme, est effectivement mis en péril.

Pour une société locale sans classes, constituée d'une communauté capable de solidarité, cette reproduction pouvait se réaliser d'une manière cumulative, progressive ; et ce tant que la forme de production destinée au marché extérieur ne l'emportait pas sur l'autoconsommation. Durant les phases économiques antérieures ayant eu cours dans cette région de canne à sucre, les modes de production agricoles familiaux et de collectes de ressources naturelles compensaient la perte d'autonomie due à l'aliénation économique.

Ces modes autonomes de production, élaborés en premier lieu par les Amérindiens, ont été progressivement désactivés jusqu'à être totalement remplacés dans un nombre croissant de cas par des situations de dépendances dans un système monétarisé. Dans cette évolution qui s'apparente pour des populations entières à une réelle rupture de continuité de la vie, l'anthropologie s'est faite le témoin de l'apparition d'attitudes fatalistes, dénotant une indifférente croissante face à la mort. L'impuissance à survivre envahit le corps et le mental. Un agriculteur de la région, M. Serafim, disait sur le ton du proverbe : « Plus grave qu'un homme qui a faim, c'est un homme sans idées ». Le patrimoine vital est rongé par la faim et par le fatalisme.

Il nous fallait reconnaître les phases antérieures de l'histoire économique locale afin de mieux contextualiser la réalité dans laquelle se trouve la médecine traditionnelle, parmi les difficultés pour sa transmission, pour sa reproduction dans les changements et les conditionnements actuels.

1) La phytothérapie étant l'un des plus anciens héritages de l'humanité - et même sans doute du monde animal dans sa globalité -, elle peut être mieux comprise grâce au regard porté sur le contexte de fond des sociétés et des économies non mercantiles ni monétaires, dont les chances de survie étaient directement liées aux possibilités de l'économie solidaire traditionnelle.

L'accès à la nature, dans une société sans classes ni propriété privée, correspond à une dynamique de relation Homme / Nature qui viabilise la transmission des héritages collectifs et poursuit un processus vital non aliéné. Pourquoi ne nommerait-on pas cette situation en utilisant le terme de « liénation », évoquant un état primordial et antérieur aux formes de l'aliénation lui succédant ?

2) Lors d'une deuxième phase, on constate la coexistence d'une économie traditionnelle primordiale - pour ne pas employer le qualificatif « primitif » - avec un mode dominant de l'exploitation de la nature typique du mode de production capitaliste. L'accès libre aux biens de la nature coexistait encore avec la propriété privée. Un nouveau mode de relation à la nature coexistait toujours avec les modes de production antérieurs.

Le capitalisme alors, pour se reproduire, faisait appel à une économie parallèle d'autoconsommation dégageant un excédent minimal qui alimentait le marché consommateur des travailleurs - les producteurs et la société locale. Nous pouvons aller jusqu'à affirmer que cette coexistence était rendue possible par la prédominance d'un système pré-capitaliste ; ceci dans la mesure où existait une base économique durable qui autorisait une reproduction biologique de la force organique de travail, à travers la classe des esclaves puis celle des travailleurs libres (libres de vendre leur force de travail). L'économie était assurée par cette base parallèle asseyant le système de production locale de la civilisation de la canne à sucre.

Cet état de fait était peu visible, car la vie économique locale et parallèle, à l'époque coloniale, ne comptait pas à l'échelle du macroéconomique, à l'écart du circuit étatique d'imposition. L'impôt était prélevé telle une dîme sur la valeur des monocultures d'exportations. Tout ce qui provenait de la nature et qui bénéficiait directement aux citoyens, n'était pas pris en compte. Cet accès à la nature qui ne visait pas à produire à destination du marché économique, garantissait une réponse aux besoins de tous, prélevée des rivières, de la mer, des lacs, des forêts : les fruits, les lianes, la paille, le bois de construction et de feu, les protéines végétales et animales (chasse et pêche),... Dans les moulins de canne à sucre, dans les « maisons de farine - *casas de farinha* » où l'on rend comestible le manioc amer, de multiples denrées étaient produites. Et dans tous ces lieux de vie, de collecte et de transformation, on rencontrait des plantes médicinales.

3) Dans une troisième phase, on observe la prédominance quasi absolue d'un mode productif d'expropriation de la nature, par lequel sont pillées les richesses naturelles, comme le sont donc les biens auparavant disponibles plus ou moins directement pour la population locale. Un grand nombre de personnes, même intégrés dans le marché de travail, ne peuvent pas pour autant en guise de substitution participer pleinement au marché de consommation. Ce qui était garanti par une économie parallèle, l'agriculture de subsistance et la collecte des produits naturels, se raréfie jusqu'à l'extinction, et avec ces ressources, les réserves humaines productives.

Dans le cas d'une initiative de production émanent du secteur privé, les détenteurs de la terre, qui « possèdent » la nature, ne produisent pas pour une consommation directe, ni ne laissent le « lumpen-prolétariat » s'y sustenter. Dans le contexte étudié, se dégage un excédent de main d'œuvre, dû à la mécanisation de l'agro-industrie du sucre et de l'alcool, ou de l'élevage extensif. Cet ensemble humain démuni de ressources est condamné à la disparition par une irrationalité perverse. Du point de vue démographique, on pourrait les appelés condamnés à mort puisqu'ils ne sont plus bénéficiaires de l'économie à laquelle ils participent. Dans ce mode non mixte de production, sont aliénés les travailleurs et leurs familles, engagés dans la production, mais aussi les chômeurs et sous-employés. Les classes productrices, les propriétaires, augmentent toujours plus leur contrôle sur les terres, et de nombreux paysans se rapprochent des villages et des villes, et de leurs cimetières... Stimulé dans leur croissance par la densité démographique de cette région de la Mata, des hameaux qui s'agrandissaient spontanément autour des maisons des esclaves et des moulins de canne à sucre, ont été privées d'espace pour leur expansion.

La société rurale, composée de petites fermes éparpillée, fut déportée vers l'espace urbain, se construisant sur des terres agricoles. Ces noyaux urbains croissent dans la misère de cet exode rural, témoins d'un crime majeur assumé ni par l'État, ni par l'oligarchie capitaliste qui monopolise les forces et potentialités de la société. Progressivement disparaît la société paysanne, ces petits agrosystèmes de vie familiale, ces champs et ces jardins, ces vergers et ces petits élevages. Dans ces écosystèmes, les plantes médicinales les plus utilisées et cultivées avaient leur place. Beaucoup d'entre elles, appelées domestiques, proliféraient sous le regard neutre ou bienveillant des hommes avec qui elles cohabitaient. Si certaines étaient cultivées, d'autres bénéficiaient d'une mixité d'habitats dans des espaces de polyculture de subsistance, ou des espaces à demi sauvages parcourus par l'homme selon ses nécessités. Dans cet environnement à demi fécondé par l'agriculture, on maintenait et on expérimentait des pratiques millénaires de collecte adaptées aux besoins familiaux.

C'est ainsi que disparaît l'espace vital des plantes médicinales natives. Disparaît la société paysanne, qui vivait de l'accès aux ressources des forêts, des berges des fleuves, aux plantes des vallées humides et du plus haut des montagnes (*cucurutas de serras*), où la canne à sucre n'était pas parvenue.

« *Cucurutas de serra / Coroa de mata virgem*
Em manto verde, / Que mata. »

« Sommets des monts / Couronne de forêt vierge
Dans son manteau vert / Qui tue. »

8
Médecine traditionnelle et politiques publiques en Amérique latine

Le rêve d'Esculape :
Il était une fois un art, paysan et plébéien comme nous tous.
Dans l'une de ses plus belles aurores il a rêvé :
« Je serai plus, plus que tous les autres arts,
Et posséderai toutes les vies, je posséderai
Jusqu'à la vie des rois, je serai l'art des arts ...»
(Chema - Zé Maria)

Présentation

La reconnaissance par le gouvernement brésilien de la phytothérapie et de ses remèdes traditionnels, artisanaux et/ou industriels est une réussite du Mouvement de Phytothérapie en Service Public au Brésil et en Amérique latine[1]. Depuis les années quatre-vingts, nous avons œuvré à une articulation de la Phytothérapie en Service Public[2], régionale (Nordeste), puis nationale (Brésil) et à l'échelle de l'Amérique Latine. Enfin, à partir de mai 2006[3] le système de santé publique au Brésil, unifié, reconnaît la phytothérapie comme un moyen thérapeutique.

Comme de nombreuses revendications et symboles de luttes des mouvements populaires, cette branche fondamentale de la MT subit le risque d'une métamorphose au franchir du seuil de la sphère gouvernementale.

En effet, la phytothérapie n'est pas seulement destinée à constituer une ressource thérapeutique naturelle, complémentaire ou alternative, dans les laboratoires et pharmacies du marché mondialisé. Par décision politique, la phytothérapie traditionnelle peut, au Brésil et en Amérique latine, passer du rang de bannière de lutte de la médecine populaire traditionnelle à celui d'une catégorie académique de l'ethnomédecine[4], une branche des ethnosciences ; quitter la catégorie des remèdes pour celle des médicaments. La phytothérapie, en tant qu'ensemble complexe, court actuellement le risque d'être réduite à une matière thérapeutique bon marché, comme ce fut déjà le cas pour le système de médecine homéopathique[5].

Nous avons découvert précédemment la nature et la typologie des acteurs sociaux qui animent certaines formes de relations entre MT et MO en Amérique Latine. Dans un premier temps, la tendance historique dominante a été celle d'une mise en opposition progressive, particulièrement à travers le processus de domination colonialiste et néo-colonialiste, bouleversant du point de vue anthropologique. Plus récemment, nous percevons une tendance qui s'oppose à la désinstitutionnalisation, à la dévalorisation et à la désactivation de la MT.

Qui sont les promoteurs de ces idées et les acteurs de l'intégration ? Qui est impliqué dans l'un et l'autre processus, dans les conceptions de la santé / maladie et des soins ? Comment délimiter les rapprochements ou les divergences des discours ? En s'intéressant aux acteurs sociologiques des intersections entre MO et MT, nous avons à discerner ce qui se passe dans nos propres communautés - *la bonne justice commence chez soi.*

Connaissances et soins de santé

Il n'y a guère de faculté de médecine qui propose à ses étudiants un enseignement sur le fonctionnement mental normal.

Damasio[6]

Notre démarche a adopté le choix d'une implication simultanée dans la pratique du travail éducatif en matière de santé - par l'*extension* universitaire - et d'autre part dans la recherche et l'enseignement universitaire, en essayant de concilier les occupations d'une pratique de transformation concrète de la vie quotidienne avec les préoccupations théoriques liées aux processus de production des connaissances. C'est ainsi qu'a nécessairement émergé une approche critique des pratiques aussi bien que des théories.

Lorsqu'on adopte le principe de causalité mutuelle, l'enchaînement ou la prospective des projets d'action ne sont plus nécessairement attribués à un seul paradigme cognitif déterminé. De cette façon, l'on ne se réclame plus de l'héritage positiviste qui attribue, en tant que causes explicatives des phénomènes naturels et culturels, la continuité ou la discontinuité historique des modes de vie, de l'*ethos* ou des cosmovisions.

Bientôt, il nous sera possible non seulement d'établir des relations formelles entre les deux types de médecines (MO et MT), mais aussi de fournir des exemples de ces relations, empiriquement vérifiables, dans nos études sociales. Nous envisageons le développement d'une sociologie et d'une anthropologie de ces relations, pertinentes pour l'Amérique Latine et le monde. Il sera donc possible de faire évoluer un type de relation historiquement caractérisé comme un dilemme - une disjonction exclusive - vers une autre relation, c'est-à-dire une disjonction non exclusive.

Contexte et préjugés

Il devient alors plus aisé de poser clairement la question épistémologique de santé. Dans la pratique de soins, il s'avère que les contextes domestiques, professionnels ou institutionnels sont souvent liés dans le quotidien, mais ne se fondent pas sur les mêmes savoirs élaborés ou empiriques.

Depuis longtemps, le progrès même du paradigme occidental (rationaliste, réductionniste, soumis aux séparations sujet/objet/environnement, etc.) est critiqué ; mais, en dépit des reproches dont il fait l'objet, il s'alimente toujours de ses sources : les connaissances traditionnelles, la pré-science, l'ethnoscience ou le sens commun populaire.

Les limites du paradigme dominant, les effets néfastes de la science moderne ont été dénoncés pour le manque de responsabilité investie dans le rôle tenu par les scientifiques, gestionnaires d'une science inconsciente, incapable de contrôler ses propres effets. Je pense que l'impact le plus dommageable de la science et de la technologie est le refus qu'elles peuvent opposer aux autres modes de savoirs et de savoir-faire (cf. note 15).

Il suffit de regarder la façon dont ces effets agissent sur le paysage de la cognition. Cela me semble d'autant plus clair, si l'on prend en considération les dimensions éthiques ou de droit à la culture, si l'on reconnaît comme indispensable la diversité cognitive - la démocratie cognitive. Dans le cas des ressources de la MT, ce sont les ressources humaines, naturelles et culturelles, facteurs que nous pouvons schématiser comme suit :

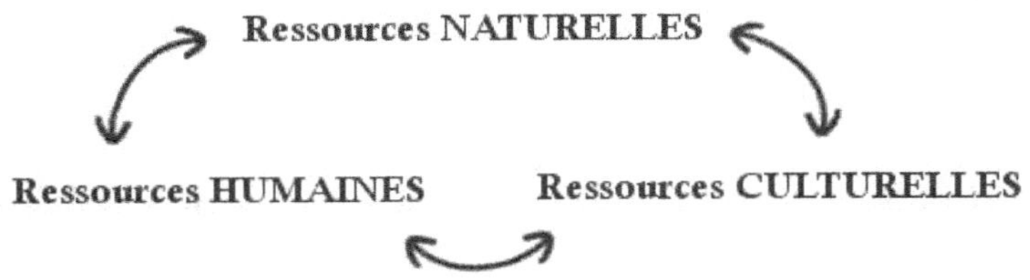

Fig. 2 : Dialogique des ressources

Humains, nous le sommes par notre nature physique, biologique et anthroposociale. Nous trouvons des ressources humaines dans la nature physique mais assumée, connue, domestiquée, expérimentée et dominée par les sociétés. L'ethnobotanique, par exemple, est à la fois botanique et anthropologie. Les ressources humaines, traversées par la cognition, sont culturelles et naturelles - de façon dialogique.

Où pouvons-nous parvenir ?

Propositions sages ou audacieuses, il est toujours possible d'engager un nouveau processus de conscience réflexive, de pratiquer l'auto-évaluation des méthodes de connaissance que nous utilisons, soit dans notre propre travail théorique, soit dans la reconnaissance essentielle de nos limitations face aux formes de connaissance de l'autre.

Nous nous sommes interrogés sur nos présupposés théoriques : quel est le paradigme qui nous nourrit et nous oriente ?

Dans quelle mesure pouvons-nous déjà expliciter - comme le dit E. Morin[7] - un nouveau paradigme émergent, et dans quelle mesure sommes-nous débiteurs d'une science sans conscience, d'un ancien paradigme qui ne fonctionne pas et qui ne nous satisfait pas lors de notre confrontation avec la complexité des phénomènes de l'homme dans le monde ? Dans quelle mesure réduisons-nous notre potentiel pour nous adapter à des critères de scientificité étrangers, anciens et dogmatiques ?

Comment pouvons-nous construire une théorie sur les relations entre des systèmes médicaux si différents ? Que se passe-t-il lorsque nous reconnaissons un système symbolique, mythologique, "sauvage", dans le défi d'une pratique scientifique au service de la transformation des conditions de vie ?

Comme éviter les divisions induites par des constructions cognitives réductrices, soumises à des lois formulées a priori, comme si elles obéissaient à des unités élémentaires et non à la complexité des systèmes, aux composants interdépendants ?

Objectifs directs et indirects

Il importe de reconnaître que les techniques et les rituels d'une guérison magique aussi bien que les actes de la médecine officielle peuvent être conduits de façon à sauver la vie ou à provoquer la mort[8]. Il est évident que l'une et l'autre médecine se définissent comme la recherche de la guérison, de la vie, du salut. L'étymologie même du mot santé, du latin *sana,* évoque le contexte historico-culturel où les dimensions somatique et spirituelle évoluaient de façon si liée qu'elles étaient désignées par le même terme. Aujourd'hui encore cet héritage mystico-religieux transparaît dans la profession soignante, où les symboles grecs s'appliquent encore aux professionnels de la santé, surtout en médecine. Par exemple, Esculape - parodié dans l'épigraphe - fils d'Apollon et de Coronis, a créé dans le ciel la constellation du centaure Chiron. Cet héritier de la culture animale lui enseigna la médecine et lui communiqua une parfaite connaissance des *simples* - comme l'on appelait les plantes médicinales au temps de Garcia de Horta.

La colonisation ibérique en Amérique Latine fut destructrice, à la différence des relations commerciales avec l'Inde par lesquelles l'Espagne encouragea l'importation de plantes et d'épices, tout comme l'étude des plantes médicinales par exemple - cf. *Hortus indicus malabaricus*[9].

Le processus d'internationalisation des critères implique une universalisation de la science, et maintient les médecines sacralisées dans des contextes culturels spécifiques, comme des sous-systèmes de chacune de ces configurations, plus ou moins distinctes des cultures autochtones. Elles résistent tant bien que mal, quand elles le peuvent, tout en étant colonisées et progressivement acculturées par « l'Occident », selon un processus qui s'observe partout en Amérique Latine.

Quant à la MO, celle-ci devient indépendante et progressivement exclusive avec l'universalisation de la science occidentale. Les MT subsistent dans leurs formes culturelles par certaines caractéristiques conservées, certes, mais au prix d'une énorme dispersion. Aussi, à mesure que l'une se systématise avec un langage et des paramètres planétaires, l'autre se dissout, ne laissant résiduellement que des sous-systèmes culturels.

Cette évolution perverse, qui s'opère par la culture, la science et la standardisation de systèmes de pouvoir - dont le modèle de l'État moderne - ressemble à une tentative de monopolisation de la lecture du panorama épidémiologique. L'occidentalisation colonialiste et néocolonialiste de la médecine ambitionne non seulement la recherche des procédés de guérison, mais aussi une hégémonie sur la connaissance des maladies.

Nous supposons l'existence d'un processus historique que nous qualifions de « cosmopathogonie » : l'épidémiologie première est en voie d'élimination à mesure que s'imposent le langage cultivé, la scolarisation ou la culture occidentalisant, qui s'apprêtent à remplacer cette cosmopathogonie par une épidémiologie étatisée.

La santé/maladie, en tant que vie et mort, est le terrain de la lutte vitale, le champ de bataille de la lutte entre le bien et le mal. Comment évaluer, dès lors, la concurrence entre savoirs et savoir-faire, et la tentative de monopolisation sur la vision des maladies par un savoir issu de la MO ? Ceci est valable pour chaque pathologie, mais surtout pour les plus généralisées et les plus connues.

Présence ou absence d'institution

Nous parlons souvent de système de la MT, dans le cas où la tradition, en particulier en Orient, a résisté à l'affrontement du paradigme occidental. Cette résistance peut être attribuée, à notre avis, à l'existence de l'écriture - parmi d'autres facteurs. Il est plus facile de reconnaître les médecines dans leurs systèmes culturels différents, comme par exemple en Chine ou en Inde - Ayurveda[10] par exemple - où elles apparaissent avec un caractère systémique, pouvant être assumé par l'État moderne dans sa législation. Elles se maintiennent comme une institution proprement dite, établie hiérarchiquement en termes d'initiation, de rôles et d'attributions pour leur exercice spécialisé. Dans la plupart des cas, la MT est configurée dans des contextes précis, adaptée à la complexité et à l'hétérogénéité de situations locales, mais fragile dans son statut d'institution légitime face à la société nationale ou globalisée.

Rappelons l'existence d'institutions spécifiquement religieuses qui se proposent de soigner. C'est le cas aussi bien pour les religions universelles que pour leurs réinterprétations caractéristiques en Amérique Latine. Tant le protestantisme que le catholicisme populaire possèdent aussi une religiosité qui construit sa propre institutionnalisation et garde en leur cœur des pratiques magiques et sacrées de guérison.

Dans des études antérieures sur la religiosité, j'ai proposé un modèle d'analyse[11] produit à partir d'un graphique cartésien qui permet de visualiser l'évolution du statut et de la fonction des acteurs religieux/médicaux en fonction de l'institutionnalisation en œuvre. Grâce à la taxonomie de type idéaux (type d'autorités légitimes) selon M. Weber, on dispose d'une approche globale, synchronique.

Sur l'axe des ordonnées de ce graphe est représenté le degré différencié de spécialisation de ces acteurs. La réutilisation de ce modèle me paraît utile pour mieux visualiser cette phase historique d'intégration :

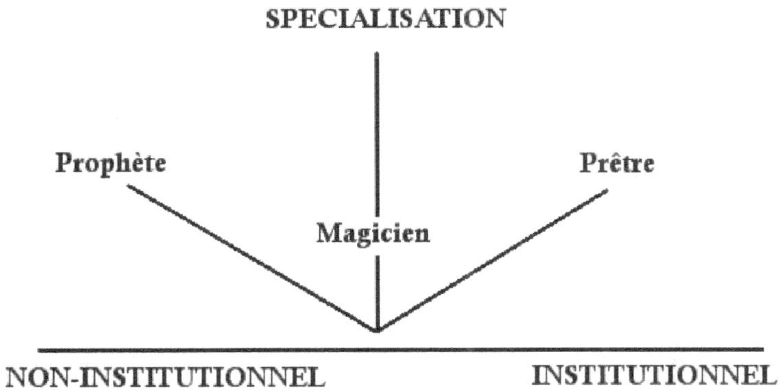

Fig. 3 : Types idéaux des agents

Selon ce schéma dévoué au champ religieux, les mouvements populaires naissent dans la partie (gauche) du non-institutionnel, alimentés par des éléments des systèmes désinstitutionnalisés au cours de l'histoire nationale. Au fur et à mesure qu'ils gagnent en systématisation, en spécialisation de ses agents, ils deviennent institutionnels, ce qui est symbolisé par le dépassement de la sécante. Dans cette ligne s'inscrit l'agent magique, ni contre l'institutionnel (à l'image du Prophète), ni pour (ce que fait le Prêtre).

Ce graphique peut de même représenter le champ médical, si le rôle de l'agent institutionnel est endossé par le Médecin, en substitution au Prêtre de type bureaucratique.

Nous ne traiterons pas ici de la situation des cultures autochtones qui survivent malgré une acculturation constante et qui par conséquent s'acheminent vers leur disparition. Dans un texte antérieur, j'ai traité cette problématique (cf. note 2) dans le contexte ethnographique brésilien, où en étudiant le paysage des systèmes culturels traditionnels j'ai pu rencontrer les ressources (culturelles, humaines et naturelles), les acteurs, les procédures, le savoir et le savoir-faire[11] traditionnels de guérisons. Il est toujours possible d'y découvrir une profonde relation d'homologies entre systèmes de croyances, valeurs et vision cosmique pouvant être lus à partir du sacré et du tabou.

La reconnaissance des modèles cognitifs de la pré-science s'avère être l'objet d'une anthropologie de la connaissance. Espérons que le progrès du paradigme complexe permette de reconnaître ouvertement les limites d'une science sans conscience face à d'autres modes de connaissance.

Les paradigmes et leurs médecines

Edgar Morin, après avoir suivi les traces de Kuhn, a mis au point un parallèle entre deux paradigmes : la simplification qu'il appelle le principe d'intelligibilité de la science classique, et le paradigme de la complexité. Je me réfère à son élaboration, mais en utilisant deux étapes pour couvrir la problématique qui nous occupe ici, c'est-à-dire, le rapport entre la MT et la MO. La MO est au paradigme de la simplification ce que la MT est à la pré-science, ou au paradigme d'ethnoscience, ou à la « science du concret » selon Lévi-Strauss[12]. Il nous faut donc établir les relations entre cette première opposition de paradigmes - pré-science *versus* science classique - et la seconde : paradigme de la simplification versus paradigme de la complexité.

Si l'on se borne à suivre une logique diachronique (ou chronologique), l'on se prive de la possibilité de prendre conscience de la simultanéité (ou co-temporalité) des phénomènes, comme s'il s'agissait de trois temps distincts ayant subi des discontinuités successives entre paradigmes ou « épistèmes ». À propos de chacun de ces paradigmes, il existe une apparence de relation évolutive, en même temps que des continuités et des discontinuités dans les relations entre les trois types de pensée : symbolique (PS), rationnelle (PR) et complexe (PC), ce qui aboutirait au schéma récursif suivant :

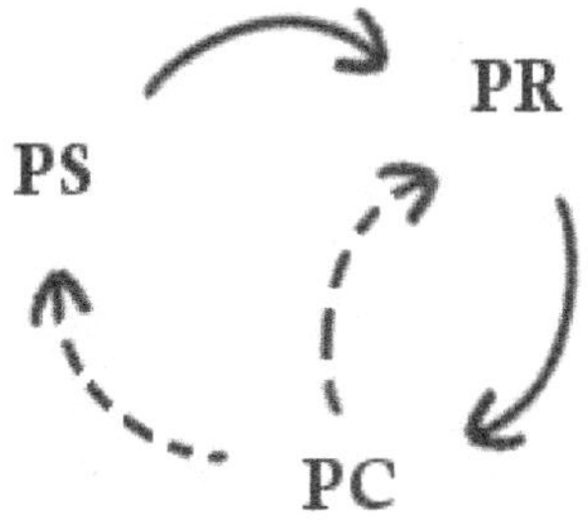

Fig. 4 : Dialogie des paradigmes

De la pensée symbolique (PS) à la pensée rationnelle (PR)

Je souhaite faire ici appel aux tableaux comparatifs élaborés par E. Morin au sujet de l'opposition et la divergence des deux pensées : PS et PR.

En acceptant un processus de continuité, qui recouvre et absorbe aussi bien les discontinuités entre savoirs et savoirs-faire traditionnels que celles relevant de la techno-science, nous reconnaissons une base commune universelle et de la cognition humaine. La connaissance est anthropologique, fondamentalemment liée à l'humain, et nous pouvons renoncer à tracer une limite claire entre ces deux processus de production de connaissance. On pourrait par exemple appeler l'intersection PS∩PR : la *science* du mythe et le *mythe* de la science.

L'opposition des deux pensées selon E. Morin[13]	
Symbolique/ Mythique	Empirique/ Rationnel
Prédominance de la conjonction	Prédominance de la disjonction
Conjonction réel / imaginaire	Disjonction réel / imaginaire
En rapport avec les mots	Convention des mots
En rapport avec les images	Indépendant des images
Fluidité des choses, possibilité de métamorphose	Réification des choses
Traitement magique des relations analogiques entre les objets	Isolement et traitement
Fort contrôle du vécu intérieur	Fort contrôle empirique externe
Fort contrôle logique sur le logique	Fort contrôle logique sur l'analogique
Pan-subjectivisme	Pan-objectivisme

Tableau II : Pensée mythique versus pensée rationnelle

Ainsi, les pratiques et les fondements cognitifs de la MT, dans leurs configurations variées, se fondent dans des contextes culturels qui ont été plus ou moins discrédités et désinstitutionnalisés à partir de l'expansion européenne - colonisation ou globalisation. Dans les MT, à travers leurs confrontations plus ou moins intenses avec le paradigme de la science, ou paradigme occidental de rationalité universelle, sont conservées des relations de continuité entre PS et PR. La science résulte à la fois de sa continuité et de sa discontinuité par rapport à la pré-science ; botanique/ethnobotanique ; pharmacologie/ethnopharmacologie ; médecine/ethnomédecine.

Le paradigme de la complexité est capable de considérer à la fois les phénomènes physiques, biologiques et anthroposociaux qui dépassent toujours le domaine de ce que l'on peut connaître et reconnaître rationnellement. Grâce à l'emploi de la récursivité et le recours aux causalités complexes, nous pouvons reconnaître les continuités/ discontinuités entre les couples PS/PR et PR/PC.

Sur la base de politiques nationales et des pratiques intégratives et complémentaires du programme gouvernemental brésilien de phytothérapie, la MT devient ainsi légitimée par la nouvelle politique de santé publique. Par une pratique de la démocratie cognitive, il nous est possible de reconnaître les modes de connaissance traditionnels. Ainsi nous pouvons démocratiser la production intellectuelle et académique résultant des rapports entre élite et masse, en une pratique éducative et transformatrice.

Dans le même temps, nous assistons aussi à une production de connaissances compartimentées à l'instar des différentes disciplines traitant de phytothérapie. Ce processus d'émancipation de branches et d'objets - plus que de méthodes - toujours plus spécialisés tend à masquer la complexité[14].

De la simplification (PR) à la complexité (PC)

Il est sans doute possible de transformer l'image verticale de l'histoire de la science, dans sa forme arborescente, ramifiée en hyper-spécialités et en territoires - telle une propriété privée du savoir[15]. Pourquoi ne pas développer une image horizontale, non plus hiérarchisée, mais qui prendrait la forme d'un fleuve, qui avance grossi de ses affluents - le savoir-faire, le savoir-savoir et le savoir-vivre - pour aboutir à un estuaire ou à une embouchure commune[16] ?

En rupture avec le vieux paradigme de simplification (réductionniste, rationaliste), nous avons à tenter l'articulation théorique des catégories de perception de la connaissance populaire dans la phytothérapie, c'est-à-dire une mise en correspondance avec les différentes disciplines scientifiques[17].

Nous pouvons considérer la phytothérapie comme un domaine associant demandes (selon les maladies) et offres (selon les remèdes) ; ce dialogue fait écho aux éléments vivants qui se répondent dans leur nature, tels que les plantes et notre corps humain, part de la nature qui nous appartient.

Parmi les multiples compréhensions du monde, il existe une écologie populaire et une autre scientifique, comme il y a une botanique scientifique et une autre, l'ethnobotanique. La pharmacologie fonctionne elle aussi avec des catégories populaires et avec celles de la science classique. Parmi les médecines, nous avons vu la MT et la MO, mais on ne peut parler d'une "anthropologie populaire" et d'une autre "scientifique", car il n'y a qu'une humanité.

La vocation de l'anthropologie est donc de réaliser cette articulation interdisciplinaire, dans un modèle ouvert aux cosmovisions relevant d'un point de vue populaire et à celles liées à un point de vue philosophique, rationnel et érudit.

Annexes

Annexe A : Plantes médicinales les plus utilisées par la population d'Itambé et de Pedras de Fogo

* : Fréquence de citation

Nom Populaire	Nom Scientifique	*	Indications
Hortelã miúda *(variété de menthe)*	***Mentha crispa*** L.	48	Diarrhée, amibe, grippe, catarrhe, douleurs, douleurs menstruelles et rectales, hémorroïdes, vers, thrombose (caillot), estomac
Hortelã grande *(variété de menthe)*	***Mentha piperita*** L.	40	Maux de tête, indigestion, grippe, douleurs menstruelles, toux, *catarro preso* (catarrhe, encombrement des bronches), ulcère de la peau, contusions, diabète, problèmes de foie
Cidreira	***Lippia alba*** (Mul.) N.E.Br.	36	Nerfs, maux de ventre, coliques, fausses-couches, douleurs, anémie, hypertension, mauvaise digestion, manque d'appétit
Colônia	***Alpinia speciosa*** Schum	36	Grippe, digestion, maux de tête
Arruda *(Rue)*	***Ruta graveolens*** L.	34	Douleurs féminines, menstruelles, maladie des yeux, des oreilles, Maux de tête
Capim Santo *(Citronnelle)*	***Andropogon schoenathus*** L.	32	Fièvre, maux d'intestins, hypertension, douleurs, maux de tête, renvois, digestion, nerfs
Mastruz	***Quenopodium ambrosioides*** L.	26	Toux, ver solitaire, vers, grippe, hémorroïdes, tuberculose
Flor de Sabugo *(Sureau)*	***Sambucus australis*** Cham& Schelecht	22	Rougeole, varicelle, toux, asthme, grippe, fièvre, douleurs
Alecrim de Casa *(Romarin)*	***Rosmarinus officinalis*** L.	21	Cœur, douleurs, « manque d'air », sinusite, grippe, maux de tête, vue perturbée, hypertension, toux, catarrhe
Erva Doce *(Anis vert)*	***Pimpinella anisum*** L.	18	Maux de ventre, douleurs, nerfs, gales, mauvaise digestion

Macaçá	?	18	Maux d'oreille, douleurs, douleurs masculines (*spermatoele*) et intestinales
Laranja *(Oranger)*	***Citrus sinensis*** Obesca	16	Insomnie, nerfs, rage de dents, ventre gonflé
Canela *(Cannelle)*	***Cinnamomum verum* J. Presl**	16	Vomissement, anémie, manque d'appétit, fièvre, douleurs intestinales, indigestion, hépatite
Manjerioba	***Cassia occidentalis*** L.	15	Intestin, maux de tête, tumeurs, catarrhe, blessures, contusions, avortement, fièvre, grippe, refroidissement, anémie
Caju roxo *(Cajou)*	***Anacardium occidentale*** L.	15	Diabète, inflammations, aphtes, pertes vaginales
Marjeri-cão *(variété de basilic)*	***Ocimum basilicum*** L.	14	Douleurs d'oreille, conséquences et évitement de l'avortement, diarrhée, catarrhe, maux de tête
Goiabeira *(Goyave)*	***Psidium guajava*** L .	14	Maux de ventre, diarrhée
Aroeira	***Terebenti-folius raddi*** Schinus	14	Inflammation, contusions, reins, colonne vertébrale, problèmes utérins, de menstruation, pertes vaginales, diabète, vésicule biliaire, alléger le sang
Hortelã AB (Bahia amargal)	?	14	Maux d'intestin, foie, douleurs, grippe, menstruation déréglée, douleurs masculines, douleurs internes
Batata de Purga	***Operculina alata*** *Urban*	13	Catarrhe, MST, maux de dents, acidité gastrique, ventre gonflé, diarrhée, rougeole, grippe
Abacate *(avocat)*	***Persea americana*** Mill.	13	Rhumatisme, reins, foie, gonflement
Eucalipto *(eucalyptus)*	***Eucaliptus sp.***	13	Maux de tête, fièvre, grippe
Quixaba	***Bumelia sartorum*** Mart	12	Inflammation, douleurs internes, contusions
Pitanga	***Eugenia uniflora*** L.	11	Diarrhée, colique, indigestion
Carambola *(Carambole)*	***Averrhoa carambola*** L.	10	Reins, foie
Malva-rosa *(Mauve)*	***Malva sylvestris*** L.	11	Grippe, fièvre, toux, constipation, catarrhe, douleurs, maux de gorge

Jatobá	***Hymenaee sp.***	10	Fatigue, toux, grippe, tuberculose, inflammation, problème de rate
Agrião	?	9	Grippe, bronchite, douleurs intestinales, fièvre, toux, maladies rénales, foie, inflammation des ovaires
Mamão roxo *(papaye)*	***Carica papaya*** L.	9	Indigestion, congestion, vers
Babatenon	***Pithecelobium avaremotemo*** Mart.	9	Inflammation, inflammation de l'utérus, blessures
Capelia	?	9	Maladies du foie, des reins, grippe, gonflements, douleurs
Pepaconha	***Hybanthus calceolaria*** L. G.X. Shuze	8	Morsure de serpent, fièvre intestinale, problèmes utérins, toux, sang faible
Coco vermelho *(cocotier)*	***Cocos nucifera*** L.	8	Diarrhée, vers
Pega Pinto	***Boerhavia coccinea*** Mill.	8	Jaunisse, inflammation de l'utérus, difficulté à uriner, régulateur menstruel, pertes vaginales
Erva Moura *(morelle d'amérique)*	***Solanum americanum*** Mill.	8	Reins, hémorroïdes, douleurs, oxyures, coups, éruptions, sensations de brûlure
Cravo branco	?	7	« manque d'air », vision, nerfs, cœur, extinction de voix, menstruation irrégulière
Quebra Pedra	***Phyllanthus*** **sp.**	7	Reins
Urtiga branca	***Cnidosculus urens*** L.	7	Vésicule biliaire, pertes vaginales, appendicite, inflammation de l'utérus, vers, constipation
Boldo	***Peumus boldus*** Molina	7	Foie, reins, maux de ventre
Vique *(variété de menthe)*	***Mentha sp.***	7	Catarrhe, maux de tête, grippe, nez bouché, toux
Louro de cheiro	?	7	Indigestion, douleurs intestinales, furoncle

Acônico	***Alternanthera brasiliana*** (L.) Kurtze	6	Fièvre
Limão (Citron)	***Citrus limonea*** Osbeck	6	Refroidissement, grippe, tuberculose
Cardeiro	***Cereus sp.***	6	Reins, coqueluche
Angico	***Anadenanthera macrocarpa*** Benth	6	Grippe, catarrhe, utilisé pour laver les blessures
Fedegoso	**?**	6	Toux, grippe, indigestion, douleur des reins, « *manichula* »
Boa noite	**?**	5	Toux, maux de dents
Acançu	***Periandra mediterranea*** Taub.	5	Toux, fièvre, grippe
Catingueira	***Caesalpinea piramidalis*** Tul.	5	Grippe, vers, maux de ventre, coups, hémorroïdes
Cebola branca *(Echalote)*	***Allium ascalonicum*** L.	5	Toux, bronchite, asthme
Fruta pão *(Fruit à pain)*	***Artocarpus incisa*** L.	5	Rhumatismes, nerfs
Jabuticaba	***Myrciaria Cauliflora*** Berg.	5	Dysenterie, tuberculose, vers, amibes, bilharziose
Araçá *(Goyave)*	***Psidium sp.***	5	Reins.
Tipi	***Petiveria alliacea*** L.	5	Rhumatismes
Caraúba	***Tabebuia caraiba*** Mur.	5	Rhumatismes, asthme, catarrhe.

Annexe B: Liste des informateurs

Adalgisa Nunes Machado, Alaíde Pertunila da Conceição, Alda Nanete de Araújo, Aldair Augusta da Silva, Aldeci Silva de Castro, Alexandre António da Silva, Alzira Tomás da Silva, Ana Almeida da Silva, Andréa C. Oliveira, Angelita Florentino da Silva, Antonia de Assis, Antonia Ramos da Silva, António Dias Sirino, António Gonçalves Barbosa, António José da Silva, Balbina Maria dos Santos, Bernardino Cândido da Silva, Carlos, Carmelita A. dos Santos, Creusa Gomes da Silva, Damiana Severina da Silva, Dionísia de Freitas, Domingos Félix dos Santos, Dona Nenen, Edgar Damião Ferreira, Edite Ma. De Souza Edmar Petronila da Conceição, Eliete Soares da Silva, Eronaldo José da Silva, Florentina Maria da Conceição, Francisco Batista da Silva, Gertudes, Givanildo Cordeiro de Farias, Hozana Fernandes da Silva, Itamü Cordeiro de Andrade, Iracema da Conceição da Silva, Jane da Silva, Januário Vieira Sirino, Joana Bernardo dos Santos, Joana Marinho Gomes, João Barbosa da Silva, João Estevan, João França, João Francisco de Souza, João Luiz Bispo, João Manuel, João Rodrigues dos Santos, João Vicente de Souza, José Alves dos Santos, José António Paulino, José António Viana, José Bezerra dos Santos, José Flozino Ferreira, José Francisco Barbosa, José Gomes da Silva, José Gomes da Suva, João João, João João Vicente, José Severino Bonito, José Simão Gomes, José Valdevino Filho, Josefa Alves Domingo, Josefa Bernardo da Silva, Josefa Cecília da Silva, Josefa Cecília de Lima Chaves, Josefa Lucinda Vieira, Josefa Ma. Da Conceição, Josefa Ma. Da Conceição, Josefa Maria da Conceição, Josefa Maria da Conceição, Josefa Maria dos Santos, Josefa Pereira da Silva, Josefa Rodrigues da Silva, Josefa Romão de Souza, Josilene Gomes da Silva, Júlia Ma. Da Conceição, Leda Ma. Barbosa Pereira, Luciene Ma. Da Conceição, LUÍS José da Silva, Luiza Bezerra, Luiza Ma. Da Conceição, Luzia Gomes da Silva, Manoel Carlos, Manoel Josuino da Silva, Manoel Jovino da Silva, Manoel Pedro Barbosa, Manoel Quinca, Manoel Vieira da Silva. Maria Alice da Conceição, Maria Amélia do Nascimento, Maria Clotilde da Conceição, Maria da Conceição, Maria da Paz, Maria da Soledade, Maria da Soledade da Conceição, Maria da Penha Conceição, Maria das Neves Costa Santos, Maria da Soledade da Conceição, Maria das Dores de Melo, Maria das Graças Maria das Neves Pontes, Maria de Lourdes da Conceição, Maria de Lourdes de Souza, Maria de Lourdes Freitas, Maria de Lourdes Uma

Nunes, Maria de Lourdes Machado, Maria do Carmo Conceição, Maria do Carmo da Silva, Maria do Rosário M. Matos, Maria Emília dos Santos, Maria Ernesto de Oliveira, Maria Ernesto dos Santos, Maria Felipe do Nascimento S uva, Maria Joana da Conceição, Maria José da Conceição, Maria José da Silva, Maria José da Silva, Maria José da Silva, Maria José de Oliveira, Maria José Ferreira, Maria José de Lima da Silva, Maria Martiniano / Nena Martiniano, Maria Miguel da Paz, Maria Necy de Lima, Maria Paulino Rodrigues, Maria Pereira, Maria Pereira da Silva, Mana Salvina da Conceição, Maria Severina Mendes, Maria Zélia, Maria Zélia do Nascimento, Marly Profiro da Silva, Mariuce Alves da Silva, Matilde Maria da Conceição, Natália F. da Silva, Neusa Belo dos Santos, Neusina Ma. Da Conceição, Odeie da Conceição, Paulo António de Lima, Pedro de Lima, Pedro Felipe da Silva, Rita Ferreira da Silva, Roberto de Assis, Sebastião R. dos Santos, Severina Barbosa, Severina Belarmino de Oliveira, Severina Damião da Silva, Severina Maria da Conceição, Severina Ma. da Conceição, Severina Maria da Silva, Severina Maria da Silva Oliveira, Severina Soares, Severino Amorim da Silva, Severino Rodrigues de Pontes (seu Biu), Terezinha José da Silva, Vilma Maria de Souza, Vina Ribeiro dos Santos, Zeneide Silva Arauto, Zuleide de Matos da Silva, António Pedro, Maria Luiza da Silva, Sivina Belo da Silva, Severina Maria da Conceição, Carmelita Maria da Conceição, Maria da Soledade, Maria Francisca de Souza, Luzia Sebastiana Vasconcelos, Maria José do Carmo, Maria Francisca, Severina Monteiro do Nascimento, Dalvina Felix da Silva, Artur Francisco de Souza, Maria Rosa da Conceição, Irene Maria da Conceição, Maria Aldeci da Silva, Augusta Conceição da Silva, un "Fils de Jeovah" ne voulant pas se nommer.

Annexe C : Sommaire du rapport de recherche

« De la connaissance populaire aux connaissances scientifiques dans les pratiques de santé en phytothérapie »

Notes et indications bibliographiques

Présentation

(1) *A Fitoterapia no SUS e o Programa de Pesquisas de Plantas Medicinais da Central de Medicamentos*. Ministère de la Santé, Brasilia, 2006, p.7.

Chapitre 1

(1) Texte initialement publié comme introduction des Annales de la 1ère Rencontre des Herboristes, Guérisseurs et Prieuses du Pernambouc (Anais do I Encontro de Raizeiros, Curandeiros e Rezadeiras de Pernambuco) - 1 e 2/XII/1984 *in De volta às Raízes,* Andrade, J M T de; Barros, M L R; Carriconde, C; Soares, A; Pereira J M S, Ed. Dom Bosco, Olinda - Recife, 1985.

Chapitre 3

(1) Comunication lors de la 1ère Renconte de Phytothérapie en Service Public (I Encontro de Fitoterapia em Serviço Público) - Carpina (PE) 20-23/06/1968.

(2) Cf. E. Morin : Ciência e Sociedade [Science et Société]. *Caderno de Textos*. N° Especial (16) agosto 1988 CHLA/UFPb p. 17.

(3) J'étais boursier de l'agence de recherche CAPES dans le projet : *Epistemologia da Complexidade*, sous la direction de E. Morin, *Centre d'Étude Transdisciplinaires* [actuellement Centre Edgar Morin], CNRS, Paris. Ce travail inclut un regard sur l'accomplissement dans la recherche, l'enseignement et l'*extension.*

(4) Cf. Roersch, C. y Van der Hoogte, L. Ciência y la investigacion de plantas medicinales in *Relatório I Seminário Latinoamericano: Practica y teoria en la aplicación de medicina tradicional en sistemas formales de salud*, Cusco, 1968. La question de la sagesse s'inspire de Nicholas Maxwell, auteur de : *From*

Knowlege to Wisdom: a Revolution in the Arms and Methods of Science.

(5) Mony Elhain, psychiatre alternatif, auteur de la communication : *Aux limites du systémisme* lors du colloque *De la subjectivité: structures, systèmes, scènes*, Revue *Chimères*, Paris 3/6/89. Il affirme, à la question posée sur le rôle des idées : « La question est d'être bien marié avec les idées. Quel intérêt ai-je d'être marié à la plus belle femme du monde si je ne suis pas heureux avec elle ? ».

(6) Cette idée de théories qui se ferment en doctrines fut expliqué par le cours : *La connaissance de la connaissance*, donné par E. Morin à l'Université Catholique de Louvain 2-4/1984.

(7) Cf. Andrade, J.MT de, *Approche Anthropologique de la Religiosité Populaire au Brésil*. CIDOC, México, 1973, et *Religiosité et Système symbolique*. Thèse dirigée initialement par Roger Bastide (+1974), IHEAL/Paris III, 1967.

(8) Morin. E., O *Método III/1-6 Conhecimento do Conhecimento*, Europa-América, Lisboa, 1985, chap. 8.

(9) Morin, E., *Ciência com Consciência*, Europa-América, Lisboa, sans date.

(10) Andrade, J.M.T. de, *Presupuestos teóricos en las relaciones entre Medicina Tradicional y Medicina Oficial* [Présupposés Théoriques dans les relations entre Médecines Traditionnelles et Officielles] cf. Réédition : Del diálogo entre medicinas in Sánchez Garrafa, *Medicina Tradicional Andina*, CMA Cuzco 2009, pp.222-254.

(11) *Ciência com Consciência*. Op.cit. p. 246 ; Les Pharmacies à l'heure du vide in *Les Nouvelles de Moscou*, 2/6/89, p. 12.

(12) À propos des différentes demandes pour les plantes médicinales au Brésil, j'ai eu l'opportunité de présenter une communication lors du séminaire : *El futuro de la medicina tradicional en atención de la salud de los países latinoamericanos*, México, IMS/CIESS, nov.1986.

(13) Cf. Anais. *La Medicina Tradicional en Sistemas Formales de Salud,* CMA. Cusco. 1989.

Également Andrade, J.M.T. de - Presupuestos teóricos en las relaciones entre Medicina Tradicional y Medicina Oficial, in *op. cit.* p. 147-176.

(14) Coordination assuré par le regretté Eduardo Estreita - Museo Nacional de Medicina. C/ Garcia Moreno, 524, Quito.

Chapitre 4

(1) Ce texte reprend la communication du *XIème Colloque sur les Plantes Médicinales du Brésil* (XI Colóquio sobre as Plantas Medicinais do Brasil) à l'UFPB, João Pessoa, 1990.

(2) A. G. Haudricourt, in *L'Homme,* 2 (1) 50, 1962.

(3) Descola, P., *Par-delà nature et culture*, Gallimard, 2005, p.13.

(4) Barrau, J., *Plantes et comportements des hommes qui les cultivent. L'oeuvre ethnobiologique d'André Haudricourt,* in *La Pensée*, 171, oct. 1973, p. 27-46. Haudricourt, A.G. et Hédin, *L'Homme et les plantes cultivées*, Gallimard, Paris, 1943, p.203. Cf. aussi Barrau, J., *L' Ethnobotanique au carrefour des sciences naturelles et des sciences humaines*, *Bulletin de la Société Botanique de France*, l88 (3-4); 237- 247, selon lequel le terme Ethnobotanique apparaît pour la première fois en France, pour désigner *la discipline interdisciplinaire*, conçue par l'Américain J.W. Harshberg, en 1895.

(5) Barrera, A. Apud Andrade, J.M. T. de, *Do conhecimento popular ao científico sobre plantas nas práticas de saúde* [Des savoirs populaires au savoir scientifique sur les plantes dans les pratiques de santé], DCS-UFPB/CNPq, 1987.

(6) Morin, E., *Ciência com Consciência* [Sciences avec conscience], *op.cit.*, pp. 246-250.

(7) Il s'agit de la table ronde : *Multidimensionalidade dos Programas de*

Fitoterapia em Serviços Públicos in II Encontro Nacional de Fitoterapia em Serviços Públicos (Pluridisciplinarité des Programmes de Phytothérapie dans les Services Publics in *II*[ème] *Rencontre National de Phytothérapie dans les Services Publics*).

Cette complexité multidimensionnelle est expérimentée efficacement par de petites équipes des programmes locaux dans plusieurs disciplines : botanique, agronomie, pharmacologie, thérapeutique, anthropologie, surveillance sanitaire. Vingt ans après ces expériences pionnières on peut les analyser comme des anticipations aux tentatives des Ministères qui essaient d'assumer ces dernières années, chacun à sa façon, le Programme National de Plantes Médicinales et de Traitements Phytotérapiques. Nous avons participé en 2007 aux travaux de clôture de la Commission interministérielle - cf. www.saude.gov.br - avec les huit Ministères concernés.

(8) Cf. Ladrier, J., *Philosophie sociale*, UCL, Louvain, 1970.

(9) Cf. *L'ordre involué-évolué de 1'univers de la conscience*, in *Science et Conscience,* Stock, Paris, 1980, p. 119.

(10) Sur l'Ethnobiologie au Brésil, cf. *Suma Etnológica Brasileira.* 1 Etnobiologia, Ed. par Darcy Ribeiro, Vozes/FINEP, Petrópolis, 1987.

(11) Andrade, J.M.T. de, *Do conhecimento... [Des Savoirs ...] Op. cit.* cf note 5.

(12) Morin, E. a présenté la communication : *Le concept "naturel" de sujet - Colloque de la Subjectivité.* Revue *Chimères* du 3/6/1989.

Sur l'aspect botanique du génotype - l'ensemble de la constitution génétique de l'individu - et du phénotype - l'ensemble des caractéristiques d'un individu, résultant du génotype et du milieu d'évolution : cf. Walter, Max et Briggs David, *Les plantes : variations et évolution*, Hachette, Partis, 1969.

(13) À l'origine de la science occidentale moderne, il était question d'écarter tous les facteurs non scientifiques - l'obscurantisme ; le papisme et toute la pré-science - comme condition même de l'émancipation d'un paradigme proprement scientifique. Celui-ci à son tour fait face

aujourd'hui à une tendance de la "scientechnologie" comme s'il n'y avait plus de place pour une science consciente de ses limites, de ses effets.

(14) Guille-Escuret, G., Les *sociétés et leurs natures,* Armand Colin, Paris 1989, pp. 54. D'après l'auteur, « la façon de penser la nature et la façon de penser l'humanité ne sont pas, n'ont jamais été et ne peuvent pas être indifférentes l'une à l'autre... » p. 61.

Les questions cosmologiques, selon Morin, sont également des questions cognitives. Les problèmes des possibilités et des limites de nos connaissances, comme les questions cognitives sont aussi des questions non seulement anthropo-sociologiques, mais également bio-physico-cosmiques. Ainsi, la connaissance de la connaissance et la connaissance de la nature doivent se rétro-alimenter. Morin, E., La relations Anthropo-cosmique, in *Encyclopédie philosophique universelle*, p. 388, PUF, Paris, 1989. Ph. Descola à sa manière nous soutient également dans cette reconquête des liens perdus entre nature et culture avec les conséquences catastrophiques des barrières et des hiérarchies entre sciences humaines et non humaines.

15) Andrade, J.M.T. de, Hoogt L. et van der Roersch, *La Medicina Tradicional en Sistemas Fornales de Salud* [La médecine traditionnelle dans les systèmes formels de santé], séminaire organisé par nous au Centro de Medicina Andina en Novembre 1988, dans lequel nous avons présenté la communication : *Presupuestos Teóricos en las Relaciones entre Medicina Tradicional y Medicina Oficial* [Présupposés théoriques dans les relations entre médecine traditionnelle et médecine officielle], CMA, Cuzco, 1989, pp. 147-176.

(16) Du fait de la colonisation européenne, le Brésil a également reçu des contributions de la flore des pays d'Afrique et d'Asie. On peut formuler, par exemple, l'hypothèse d'une certaine influence de l'ethnobotanique de l'Inde. Cela nous amène à recommander - dans une autre communication à ce Colloque - le recours à l'œuvre *Hortus Indicus Malabaricus,* dont la traduction me paraît essentielle. Pour une ethnobotanique comparative entre le Brésil et l'Afrique. Cf. Anthony, Ming, *Des plantes et des dieux dans les cultes afro-brésiliens* (hommage à Pierre Fatumbi Verger), Ed. l'Harmattan, Partis, 2001.

(17) Cf. *Lunário Perpétuo - Prognóstico geral e particular para os reinos e províncias, composto[...]* [Lunaire Perpétuel - Pronostic général et particulier pour les royaumes et les provinces, composé par] Jeronymo Cortez (Valenciano), A. M. Pereira, Lisbonne, 1905. Il existe des rééditions récentes de cet almanach disponibles au Brésil.

(18) Cf. *La relation... Op. cit.* p. 385. Morin rappelle aussi qu'on peut arriver à une idée apparemment mystique et en réalité mystérieuse : que notre univers de distinction et de séparation entre choses et objets, entre temps et espace, suppose un autre type de réalité nécessaire à sa réalité et qui ne connaît ni séparation, ni distinction, ni détermination - une réalité *voilée* ou un *ordre impliqué*, un vide ou le chaos.

Chapitre 5

(1) Texte écrit pour le Service Allemand de Coopération Technique et Social - accueil à Moreno (PE), 30.11.1991.

(2) Cf. Centre Nordestin de Médecine populaire (CMN). *De volta as raízes* [De retour aux racines], Olinda, 1985.

(3) Projet CNPq / UFPB - 1983-85: *Do conhecimento popular ao científico sobre plantas nas práticas de saúde* (Des savoirs populaires au savoir scientifique sur les plantes dans les pratiques de santé).

(4) Rouanet, S. P., Ética e Antropologia [Éthique et Anthropologie] in *Estudos Avançados* 4 (10), 1990, p.120.

(5) Le Programme National des Agents Communautaires de Santé (Programa Nacional de Agentes Comunitários de Saúde) fut créé par le Ministère de la Santé en juillet 1991

Chapitre 6

(1) Ce texte fut initialement élaboré comme chapitre d'un manuel de phytothérapie qui devrait être publié par la Coordination Nationale de Phytothérapie en Service Public (Coordenação Nacional de Fitoterapia em Serviço Público) et l'OPAS-Brasil, pour l'Amérique Latine.

(2) *Essai sur les plantes et remèdes des cultures afro-brésiliennes* DEA Institut d´Ethnologie, Strasbourg, 1993. Cf. note 15 du chap.3.

(3) Cf. J.W. Harshberaer, *The Purpose of Ethnology* [Le but de l'éthnologie] in *Amer. Anuq*. 17, 1896.

(4) Zimmermann. F., *Les discours des remèdes au pays des épices*, Payot, Paris. 1989 ; Brosse, J., *Mythologie des Arbres*, Plon, Paris, 1989 ; Brosse. J., *La Magie des Plantes*, Albin Michel. Paris, 1990.

(5) Cf. l'un des derniers exemples de Lima O.G., Observações sobre o vinho da Jurema utilizado pelos índios Pancau de Tacaratú in *Arquivos. Inst. Pesq. Agron.* Recife Vol.4. 1946, p.45-80.

(6) http://ethnomedecine.free.fr/texte/ethno_im.htm

(7) Cf. à ce sujet notre Séminaire sur les simples et le complexe à propos des médicaments - http://ethnomedecine.free.fr.

(8) Levi-Strauss. C., *Anthropologie Structurale*, Plon, Paris, 1958, pp. 205-226.

Cf. également Quieroz, M. S., O paradigma mecanicista da medicina oficial moderna : uma perspectiva antropológica in *Rev. Saúde Pública*, S.Paulo, 20 (4): 309-17, 1986.

(9) Le texte de ce projet de convention parvint à être approuvé du côté français, mais disparut "mystérieusement" dans les engrenages de la bureaucratie brésilienne.

Chapitre 7

(1) Ce texte résume Andrade, J. M T. de (Coord.), *Saber e Poder das Plantas [Savoir et Pouvoir des Plantes]* relatório pesquisa CNPq/UFPB, 1987. Equipe de recherche : Ivan Coelho (Botaniste e Pharmacologue); Maria de Fátima Agra (Botaniste); Edmundo Gaudêncio et Gláucia Ieno (Médecins); Maria Lúcia Barbosa de Oliveira, Maria de Fátima Araújo, Maria Yara Campos Matos (Sociologues).

(2) Barrera, in *Memorias del Simposio de Etnobotanica*, INOH, México, 1982, p. 6.

... À tel point qu'il serait très fécond de reprendre cette problématique durkheimienne de l'objet, fait social qui par sa spécificité, garantit la spécificité propre de la science sociologique. Cet objet aurait cependant à être observé de manières similaires à celles utilisées par les autres sciences pour observer et expliquer.

Cf. également à ce sujet : Aron, R., *Les étapes de la pensée sociologique*, Gallimard, Paris, 1967 pp. 363 et 371, et Lévi-Strauss, C., *Anthropologie Structurale Deux*, Plan, Paris, 1973 pp. 14 et 15.

Chapitre 8

(1) Cf. chapitre 3 et *La Medecina Tradicional en sistemas formales de salud* [La Médecine Traditionnelle dans les systèmes formels de santé], CMA, Cuzco Pérou, 1989. Carlos Rochers - responsable des Séminaires MT-LA, coorganisateur des annales de nos Ier et IIème Séminaires, directeur de l'Instituto de Médecina Dominicana - est l'auteur d'un projet pionnier: *Vers un Système National de Santé*, respectueux de la culture dominicaine. Ce projet a été légitimé par l'OMS, qui définissait la MT comme « L'ensemble de toutes les connaissances pratiques - qui peuvent être expliquées ou non - utilisées pour la prévention, le diagnostic et l'élimination des déséquilibres physiques, mentaux ou sociaux appuyé exclusivement sur l'expérience pratique et l'observation et transmis de génération en génération, sous forme orale ou écrite ». À propos de l'expérience pionnière du Mexique, voir *Unidad de Investigación en Medicina Tradicional y Desarrollo de Medicamentos del Instituto Mexicano del Seguro Social* (Unité de Recherche sur la MT et le Développement des Médicaments de

l'Institut Mexicain de Sécurité Sociale).

(2) À l'occasion de la préparation du XIème Colloque sur les plantes médicinales du Brésil à l' UFPB en 1990, nous avons fait coïncider les lieux et les dates de cet événement académique bisannuel avec nos séminaires du réseau national Fitoterapia em Serviço Público (Phytothérapie dans le Service Public). Outre une communication, s'est ouverte alors une session intitulée *L'interdisciplinarité à côté des sessions de Botanique (Ethno-botanique), Pharmacologie (Ethno-Pharmacologie), Chimie et Clinique.*

(3) « La Phytothérapie est une ressource thérapeutique caractérisée par l'utilisation des plantes médicinales sous leurs formes pharmaceutiques : cette approche promeut le développement communautaire, la solidarité et la participation des partenaires sociaux » - Cf. PNPIC Portaria n ° 971 du 3 Mai 2006. Le Centro Nordestino de Medicina Popular [Centre Nordestin de Médecine Populaire], The People's Medical Center - www.cnmp.org.br - résume bien cette nouvelle politique publique du gouvernement Lula, qui réunit la Phytothérapie, l'Acupuncture, l'Homéopathie et le Thermalisme dans le *Sistema Único de Saúde* (Système Unifié de Santé). Cette politique, à l'échelle nationale, recommande l'adoption par les Secrétariats à la Santé des États, du District Fédéral et des Municipalités, de la mise en œuvre d'actions et de services liés aux pratiques intégrées et complémentaires.

(4) Cf. par exemple, le néologisme *Ethnoimmunologie* sur le site de notre groupe http://ethnomedecine.free.fr/texte/etno_im.htm.

(5) Je me souviens d'avoir participé dans les années 1980 à un séminaire - organisé par la Direção Executiva Nacional dos Estudantes de medicina (Direction Exécutive Nationale des Étudiants en Médecine cf. http://www.demen.na-web.net) au cours duquel le représentant d'une Société d'Homéopathie traitait des ressources homéopathiques en dehors du contexte de la médecine homéopathique. Ce faisant, il oubliait qu'elles avaient été décontextualisées en tant que ressources pharmaceutiques depuis leurs appropriation par la MO - allopathie.

(6) Damasio, Antonio R., *L'erreur de Descartes - La raison des émotions*,

Odile Jacob, Paris, 1995, p. 319.

(7) Morin, E., *La Méthode* (6 vol.) Seuil, Paris, de 1977 - 2005.

(8) Cf. par exemple, l'*Umbanda* et le *Quimbanda*, dans le domaine religieux au Brésil, représentent respectivement *le travail bénéfique* et le *le travail maléfique*. Dans le domaine médical, les maux qui résultent des actions du complexe médical sont qualifiés d'iatrogéniques, surtout lorsque la médecine du marché fait du patient ou du malade une marchandise et tend de ce fait à perdre sa fonction bénéfique.

(9) Andrade, JMT de, *Pela tradução de* (Pour la traduction de l') *Hortus Indicus Malabaricus* in XI Colóquio sobre as plantas medicinais do Brasil (XIèmeColloque sur les plantes médicinales du Brésil), João Pessoa. 1990. Ce traité précieux et rare - du XVIIIème siècle - sur les plantes de l'Inde a été rédigé d'abord en portugais. Le rapport issu de cette étude interdisciplinaire a été coordonné par la Compagnie des Indes occidentales. Nous en avons consulté des copies existantes en Inde, à Bologne, à Coimbra et à Strasbourg.

(10) Cf. http://ayurveda-france.free.fr

(11) Après avoir étudié séparément le champ de la religion et celui de la santé, nous avons tenté de démontrer que les dimensions magiques servent de lien entre ces deux continents qui formaient à l'origine une seule institution. Cf. Andrade, JMT de, *Magie, ethnomédecine et religiosité au Brésil*, L'Harmattan 2013. Voir également : Champ de la religiosité in *Social Compass*, XIX, 1972/ 4 pp. 599-611 ; et *Approche anthropologique de la religiosité populaire au Brésil*, IDOC, Mexique, 1973.

(12) C. Levi-Strauss pense qu'au lieu d'opposer magie et science, il vaut mieux les mettre en parallèle en tant que modes de connaissances : pourtant, leurs résultats sont distincts en termes pratiques et théoriques - *La Pensée sauvage*, Plon, Paris 1962.

(13) Morin E., *O Método III - Conhecimento do conhecimento* [La Méthode III - Connaissance de la connaissance]. Europe Amérique, Lisbonne, 1986 et *Ciência com Conscience (Science avec Conscience)*, Europe Amérique,

Lisbonne, 1982.

(14) Au sujet d'une Anthropologie complexe du savoir et du savoir-faire, cf. Andrade, de JMT de, *Homo tecnologicus*, in Congrès Inter-latin pour la pensée complexe, l'UNESCO/ Univ. C. Mendes/ APC, Rio de Janeiro, Septembre 1998 et Andrade, de JMT de, Complexité en savoir et savoir-faire - de l'ethnoscience à l'anthropologie de la tekne-technologie in *Complexité et modélisation* - Journée IRIST / Univ. de Strasbourg I, 05/05/05. Le terme de *techno-logie* signifiait en 1655 : « traité de terminologie ». C'est en Grèce que Platon a créé la première école de la culture occidentale et fut ainsi le premier à refuser le mythe et à fonder le paradigme de la connaissance rationnelle. La physique et la métaphysique d'Aristote étudiaient l'évolution des animaux, aussi bien qu'elles étudiaient l'âme qui réside en toutes choses (*physis*, et êtres vivants végétaux et pensants). Après tant de bifurcations entre science et philosophie, il fallait rétablir l'unité de l'homme. Aux débuts de la physique moderne - au XVIIème siècle - on traduit en épistémologies la forme de distinction entre qualité première et qualité seconde, entre les substrats géométriques, comme l'étendue et la forme (qualité première), et les propriétés découlant de la relation entre la cause naturelle et les organes de nos sens (comme les couleurs, les sons, les odeurs), objets sur lesquels on ne pouvait fonder la connaissance scientifiques (qualité seconde). Cela résulte de la difficulté d'un accord intersubjectif à propos des choses de la nature et du monde, car les aspects subjectifs sont associés à des significations différentes pour chacun d'entre nous.

(15) Andrade, de JMT de, *O mundo das plantas e a planta do homem* (Le monde des plantes et la plante de l'homme) Communication au *I National Seminar on Amazonia Medical Plants*, Rio de Janeiro - RIO ECO 1992.

(16) Dans son analyse des facultés cognitives, E. Kant a recouru à l'image d'un pont pour les jugements de goût échappant à la raison. La nature du pont est distincte de celle des deux rives cognitives - la raison pratique ou morale et la raison pure ou théorique - alimentant ainsi notre projet de l'anthropologie complexe au moyen de la triade ou modèle triangulaire du savoir et de savoir-faire: savoir-vivre (AUTO : subjectivité, émotions, esthétique) ; savoir-faire (EXO : institutionnel, éthique,

éducatif) ; et savoir-savoir (ECO : science avec conscience). Cf. *Crítica da razão pura* (Critique de la raison pure), Nova Cultura, São Paulo, 1987 - où Kant analyse la faculté de connaître et révèle les limites et leurs présupposés subjectifs.

(17) Andrade, J. T. M de (Coord.), *Saber e poder das Plantas - Relatório de pesquisa* [Les connaissances et le pouvoir des plantes - Rapport de recherche] CNPq / UFPB, 1987. Equipe de recherche: Ivan Coelho (Botaniste et Pharmacologue), Maria de Fatima Agra (Botaniste), Edmundo Gaudêncio e Glaucia Ieno (Médecins), Maria Lucia Barbosa de Oliveira, Maria de Fátima Araujo e Yara Maria Campos Matos (Sociologues).

Liste d'autres textes de l'auteur sur la Médecine Traditionnelle :

1 - Salud Popular, participación y formación [Santé Populaire, participation et formation] in *Medicina Tradicional 500 años después* [In Médecine traditionnelle 500 ans plus tard] Santo Domingo: IMD / Buho, 1993, v.1. p.165.

2 - *Para um handbook da Jurema : do Índio à Umbanda* [Pour un manuel de la Jurema: de l'Indien à l'Umbanda] - non publié.

3 - *Usos y significados de la Yu-rema* [Les usages et les significations de la Yu-rema], 48 Internacional Congreso of Americanistas (ICA) - *Native resistance and adaptation in Latin America,* Upsala, Suède, 1992.

4 - Le Corps complexe - «Espinhela» au Brésil in *Usages culturels du corps,* L'Harmattan, Paris, 1997, pp. 219-242.

5 - *Rezas e Curas* [Prières et Soins], 1996 (rapport inédit).

6 - Demandas de Plantas Medicinales en Brasil. [Demandes de Plantes Médicinales au Brésil] Comunication du séminaire : *El futuro de la medicina tradicional en atencion de la salud de los países latinoamericanos* [Le futur de la médecine traditionnelle en faveur de la santé des pays de l'Amérique latine], IMS/ CIESS, MEXICO, Nov. 1986.

7 - *Do conhecimento popular ao científico sobre plantas nas práticas de saúde.* [Du savoir populaire au savoir scientifique sur les plantes dans les pratiques de santé] In: XIV Reunião - Associacão brasileira de Antropologia. (XIV° RÉUNION - Association brésilienne d'anthropologie) BRASILIA 15-18/04/1984.

Santé et Médecine aux éditions L'Harmattan

Dernières parutions

QUESTION (LA) DE L'EUTHANASIE
La loi Léonetti et ses perspectives
Hacpille Lucie - Préface de Jacques Ricot
L'émergence de la question de l'euthanasie est née dans le contexte de la bioéthique et des droits des patients. Dans cet ouvrage l'auteur choisit une approche herméneutique à partir des témoignages de personnes faisant l'expérience de situations existentielles extrêmes que sont la maladie grave, les handicaps lourds, mais aussi les expériences d'otages ou de rescapés des camps de concentration.
(21.00 euros, 214 p.) *ISBN : 978-2-336-29082-9, ISBN EBOOK : 978-2-296-51545-1*

ASSISTANCE (L') MÉDICALISÉE POUR MOURIR
Les soignants face à l'humanisation de la mort
Nkulu Kabamba Olivier
Depuis quelques années, les médecins sont confrontés à une demande croissante des patients en fin de vie réclamant que leur mort soit hâtée. Chaque sollicitation de l'aide médicale pour mourir place les soignants devant la problématique de l'humanisation de la mort qui, elle, engage de leur part la question fondamentale du «comment faire pour bien faire ?».
(Coll. Sciences et Société, 28.00 euros, 278 p.)
ISBN : 978-2-343-00065-7, ISBN EBOOK : 978-2-296-52986-1

UNE ÉTHIQUE POUR LE MALADE
Pour dépasser les concepts d'autonomie et de vulnérabilité
Benezech Jean-Pierre
L'éthique traditionnelle se fonde sur l'»autonomie» du sujet. Notre époque, elle, plébiscite la dimension de «vulnérabilité». Les soignants articulent souvent leur discours éthique sur ces thèmes. Mais pour une personne malade, ces deux concepts ne peuvent convenir pour construire une vie qui fait sens. Aussi, l'auteur propose le concept de la «personne étayée». Cette éthique originale constitue un nouveau paradigme, à rebours des valeurs antérieures, pour que chacun tente de tracer une vie « la moins mauvaise possible».
(Coll. Sciences et Société, 17.50 euros, 182 p.)
ISBN : 978-2-336-00857-8, ISBN EBOOK : 978-2-296-51645-8

LAZZARO SPALLANZANI (1729-1799)
Le père de la biologie médicale expérimentale
Lamendin Henri - Préface de Jean-Guy Ferrand. Préface du Docteur Robert Sire
Henri Lamendin retrace le parcours de Lazzaro Spallanzani, peu connu de la médecine contemporaine, pourtant considéré comme l'un des pères de la biologie expérimentale. En effet, il fut l'un des premiers à avoir démontré ses dires après les avoir éprouvés dans une série d'expériences. Voici dressé un portrait juste et équitable d'un chercheur hors normes, qui a légué à la médecine une oeuvre dont la valeur n'a d'égale que la rigueur.
(Coll. Médecine à travers les siècles, 14.00 euros, 140 p.)
ISBN : 978-2-343-00129-6, ISBN EBOOK : 978-2-296-51591-8

ECLAIR CARMIN
Batteault Rémy
«J'ai connu Isabelle à la maternelle. Atteinte d'une maladie rare, elle devient peu à peu aveugle. En effet, un stress trop grand ou un effort physique trop intense provoque une hémorragie oculaire, qui se traduit visuellement par un éclair carmin qui brouille sa vision. À chaque nouvelle attaque, sa vue baisse de manière irrémédiable. (...) Comment vivre la «malvoyance»

lorsqu'on a 36 ans, comment le parcours de vie est-il modifié ? Quel est le regard du monde extérieur ?» (Rémy Batteault).
(20.00 euros) *ISBN : 978-2-336-00776-2*

HANDICAP ET CITOYENNETÉ
Quand le handicap interroge le politique
Bruchon Yves
«Et si le handicap nous aidait à réinventer le lien social ?» La question du handicap est celle de la démocratie ; la question du handicap est, centralement, politique comme en témoigne le fonctionnement de la dialectique droits de l'homme – droits du citoyen dans la problématique du handicap. Sans faire une histoire du handicap et sans prétendre donner des indications pour une politique du handicap, cet ouvrage donne quelques outils pour comprendre.
(18.00 euros, 172 p.) *ISBN : 978-2-296-99831-5, ISBN EBOOK : 978-2-296-51533-8*

RECHERCHE (LA) SUR LES CELLULES SOUCHES
Quels enjeux pour l'Europe ?
Altavilla Annagrazia - Préface de Jean-François Mattei ; postface de Adriana Ceci
Les enjeux liés à l'utilisation des cellules souches sur un plan scientifique, éthique, juridique, économique et de société sont nombreux. Ce livre présente l'état le plus actuel des connaissances et des débats éthiques à ce sujet et nous livre l'étendue des évolutions scientifiques et des changements juridiques déterminés par les espoirs placés dans la médecine régénératrice.
(Coll. Ethique et pratique médicale, 57.00 euros, 682 p.)
ISBN : 978-2-336-29022-5, ISBN EBOOK : 978-2-296-51469-0

CLOU (LE) DE GIROFLE EN MÉDECINE BUCCO-DENTAIRE
Gros Gilles - Préface du Docteur Xavier Riaud
Partant du clou de girofle et de ses dérivés, Gilles Gros nous propose un parcours original au sein de l'histoire de l'art dentaire. Par ses réflexions philosophiques, il parvient avec brio à montrer comment les chirurgiens-dentistes se sont de plus en plus éloignés de la magie, de l'empirisme et de la contingence pour s'ancrer définitivement, au XXe siècle, dans l'univers de la rationalité.
(Coll. Médecine à travers les siècles, 13.00 euros, 116 p.)
ISBN : 978-2-343-00068-8, ISBN EBOOK : 978-2-296-51499-7

DENTS, DENTISTES ET ART DENTAIRE
Histoire, pratiques et représentations
Antiquité, Moyen Age, Ancien Régime
Sous la direction de Frank Collard et Evelyne Samama
Cet ouvrage reprend les actes du sixième colloque qui s'est tenu sur l'histoire de la médecine, des pratiques et des représentations médicales dans les sociétés anciennes. Les contributions présentées ici donnent un éclairage sur les représentations, mentales et iconographiques, de la bouche et des dents tout autant que les techniques, médicales ou non, mises en oeuvre, durant l'Antiquité, le Moyen-Age et sous l'Ancien Régime.
(37.50 euros, 370 p., Illustré en noir et blanc)
ISBN : 978-2-336-29012-6, ISBN EBOOK : 978-2-296-51371-6

RENFORCEMENT DES SYSTÈMES DE SANTÉ
Capitalisation des interventions de la Coopération belge au Burundi, en République Démocratique du Congo et au Rwanda
Dujardin Bruno, Fromont Anne, Gyselinck Karel, Meloni Remo, Lyeti Alain, Kalisa Ina
Cet ouvrage réunit les contributions de différents acteurs en santé de la sous-région des Grands Lacs africains, autour du thème du renforcement des systèmes de soins de santé. Six grands thèmes sont abordés : les soins de santé primaires ; la coopération bilatérale, les ONG et les appuis spécifiques ; la motivation du personnel ; l'accessibilité financière ; les acteurs et leurs interactions ; les réseaux de santé internationale en Belgique.
(Coll. Études africaines, 38.00 euros, 380 p.)
ISBN : 978-2-336-29025-6, ISBN EBOOK : 978-2-296-51465-2

ÉCRIRE L'HISTOIRE DE L'ÉPILEPSIE – Questions préliminaires
Polard André
Cette recherche a pour origine un travail sur la question du sujet dans l'épilepsie : une partie de cette recherche nous a conduits à la nécessité de séparer chronologie et histoire, tant la question de l'écriture d'une histoire de l'épilepsie nous semblait comporter des questions qui touchent à la nature même de l'épilepsie, dans la difficulté de sa définition.
(Coll. Historiques, série Travaux, 17.50 euros, 174 p.)
ISBN : 978-2-296-99760-8, ISBN EBOOK : 978-2-296-51417-1

MES DEUX SEINS – Journal d'une guérison
La réalisatrice apprend qu'elle a un cancer du sein. Cinéaste, elle entreprend alors de suivre au plus près ce mal qui la ronge, seule façon d'échapper au naufrage. D'où vient ce cancer et jusqu'où ira-t-il ? Que peut le cinéma en pareille circonstance ? A la première personne, le récit noue un dialogue entre médecine classique et médecines complémentaires. À la recherche d'une guérison autant intérieure que physique, il explore le sens de cette maladie qui touche une femme sur neuf...
(20.00 euros) *ISBN : 978-2-296-13527-7*

QUESTION DE SOIN
Resweber Jean-Paul
L'auteur de ce livre met en perspective la double visée qui caractérise tout geste de soin : celle qui fait appel à l'art, au sens antique du terme (*tekhnè*) et celle qui mobilise une bienveillance attentionnée envers autrui (*care*). On découvrira ici les éléments fondamentaux d'une éthique du soin. on se demandera si le geste de soin, enraciné dans le souci de soi et le souci pour l'autre, n'est pas constitutif du lien social.
(25.00 euros, 252 p.) *ISBN : 978-2-336-00485-3, ISBN EBOOK : 978-2-296-51141-5*

PRATIQUES SOIGNANTES ET DÉPÉNALISATION DE L'EUTHANASIE
Mallet Donatien - En collaboration avec les docteurs Godefroy Hirsh, Sophie Olivereau, Nolwenn Begat, François Chaumier et Valérie Duchêne
Dans le contexte social et politique actuel, des soignants ont souhaité réfléchir à leur pratique au cas où le législateur envisagerait une dépénalisation de l'euthanasie. Si l'interdit de l'homicide n'est plus un repère collectif, chaque citoyen, chaque soignant, chaque équipe devra constituer ses propres repères, afin de déterminer ce qui fait sens ou non-sens pour le patient, ses proches, mais aussi l'ensemble de la société.
(24.50 euros, 246 p.) *ISBN : 978-2-336-00614-7, ISBN EBOOK : 978-2-296-50856-9*

QUOTIDIEN (LE) D'UNE VISITEUSE MÉDICALE
Ou la promotion du médicament en France
Wasselin Julie - Préface de Michel Dégrange
A l'heure des scandales liés à l'utilisation abusive de certaines molécules par les laboratoires pharmaceutiques essentiellement soucieux de transformer le malade en consommateur, Julie Wasselin révèle ce qu'elle a dû accepter pour gagner sa vie. Elle dépeint sa profession de visiteuse médicale, décriée et mal connue, avec un humour teinté d'une pointe de nostalgie, parce que tout n'a pas été noir...mais aussi, sans plus aucune illusion.
(21.00 euros, 212 p.) *ISBN : 978-2-336-00319-1, ISBN EBOOK : 978-2-296-50995-5*

PARCE QUE C'ÉTAIT TOI... PARCE QUE C'ÉTAIT NOUS
Le combat de mon enfant handicapé
Rémi Christelle
Quatre années pour avoir un troisième enfant... Quatre années encore pour essayer d'apprivoiser le handicap... Et seulement quelques heures pour que tout s'écroule. Voici l'histoire d'Elio, petit garçon handicapé moteur.
(17.00 euros, 182 p.) *ISBN : 978-2-296-99510-9, ISBN EBOOK : 978-2-296-50841-5*

VOL (LE) DES MARTINETS – Ma vie, mes envies d'infirme moteur cérébral de 50 ans
Sala Gilles
Gilles Sala connaît « l'enfermement », conséquence d'une hémorragie cérébrale à la naissance, il veut faire comprendre que malgré un lourd handicap, il est possible d'avoir une vie très

enrichissante. Dans ce volume, Gilles raconte son quotidien, ses rêves, ses joies, ses peines. Il nous fait part de son vécu, avec ses difficultés de communication sans la parole, de ses expériences, de ses engagements. Il nous parle d'espérance et de sa volonté toujours intacte de ne jamais se laisser abattre.
(13.50 euros, 118 p.) *ISBN : 978-2-336-00622-2, ISBN EBOOK : 978-2-296-50942-9*

VIEILLISSEMENT ET ALZHEIMER
Comprendre pour accompagner
Gil Roger
L'allongement de la vie a révélé l'ampleur épidémiologique de maladies neurodégénératives comme la maladie d'Alzheimer. Cette dernière bouleverse le sentiment de soi de manière tout autre que le vieillissement normal. Cet ouvrage s'adresse à tous ceux, professionnels, parents, chercheurs qui s'interrogent sur les moyens et la manière de repenser l'humain et d'accompagner la personne.
(14.00 euros, 136 p.) *ISBN : 978-2-336-00294-1, ISBN EBOOK : 978-2-296-50822-4*

MALTRAITANCE EN EHPAD
Chroniques de ces petits riens qui nuisent au quotidien
Mialocq Henri
Ce livre explore les différents lieux du vivre ensemble en EHPAD avec ce qui fait la souffrance de l'usager et la pénibilité du travail. Il en résulte une approche ample et concrète qui permet d'interroger les situations auxquelles sont confrontés les personnes âgées et les intervenants. La maltraitance en creux se loge dans les négligences, inerties, habitudes ou rigidités qui, inconscientes, viennent grever le quotidien.
(Coll. La gérontologie en actes, 19.00 euros, 192 p.)
ISBN : 978-2-336-00165-4, ISBN EBOOK : 978-2-296-50871-2

GABRIEL ANDRAL, PIONNIER DE L'HÉMATOLOGIE
La médecine dans le sang
Teyssou Roger
Ce livre retrace la carrière d'un honnête homme, comme on l'entendait au siècle des Lumières et d'un savant, émule de Laënnec. Gabriel Andral (1797-1876), professeur de pathologie médicale à la faculté de médecine de Paris, est un des personnages les plus représentatifs de la médecine française de l'époque romantique et des débuts de l'aire industrielle. Ses travaux sur les maladies du sang en font le créateur de l'hématologie.
(Coll. Acteurs de la Science, 39.50 euros, 410 p.)
ISBN : 978-2-336-00612-3, ISBN EBOOK : 978-2-296-50866-8

RÉCEPTION (LA) DE L'ACUPUNCTURE EN FRANCE
Une biographie revisitée de George Soulié de Morant (1878-1955)
Nguyen Johan
A partir de 1930, l'acupuncture commence à être pratiquée par les médecins français et des consultations sont créées dans les hôpitaux parisiens, grâce à George Soulié de Morant (1878-1955), sinologue et consul de France en Chine. Témoin, lors d'une épidémie de choléra, de l'efficacité remarquable de l'acupuncture, il devient «médecin chinois». Mais ce récit officiel est porteur de bien des ambiguïtés. Ce livre explique comment et pourquoi l'acupuncture a pu s'implanter en France en 1930 et en France seulement.
(24.00 euros, 232 p.) *ISBN : 978-2-336-00358-0, ISBN EBOOK : 978-2-296-50809-5*

ASPECTS DE LA RÉSISTANCE BACTÉRIENNE AUX ANTIBIOTIQUES
Michel-Briand Yvon
Les avertissements concernant l'extension de la résistance bactérienne se multiplient. Déjà en 1945, Fleming n'avait-il pas mis en garde la population contre une utilisation abusive de la pénicilline pouvant conduire à l'apparition et à la propagation de bactéries résistantes ? Manque de détermination, inconscience, profit financier ou manque de crédits, emprise de multinationales ? Voici une vision d'ensemble des problèmes de la résistance bactérienne aux antibiotiques.
(Coll. Acteurs de la Science, 33.00 euros, 320 p.)
ISBN : 978-2-336-00546-1, ISBN EBOOK : 978-2-296-50889-7

L'HARMATTAN, ITALIA
Via Degli Artisti 15; 10124 Torino

L'HARMATTAN HONGRIE
Könyvesbolt ; Kossuth L. u. 14-16
1053 Budapest

ESPACE L'HARMATTAN KINSHASA
Faculté des Sciences sociales,
politiques et administratives
BP243, KIN XI
Université de Kinshasa

L'HARMATTAN CONGO
67, av. E. P. Lumumba
Bât. – Congo Pharmacie (Bib. Nat.)
BP2874 Brazzaville
harmattan.congo@yahoo.fr

L'HARMATTAN GUINÉE
Almamya Rue KA 028, en face du restaurant Le Cèdre
OKB agency BP 3470 Conakry
(00224) 60 20 85 08
harmattanguinee@yahoo.fr

L'HARMATTAN CAMEROUN
BP 11486
Face à la SNI, immeuble Don Bosco
Yaoundé
(00237) 99 76 61 66
harmattancam@yahoo.fr

L'HARMATTAN CÔTE D'IVOIRE
Résidence Karl / cité des arts
Abidjan-Cocody 03 BP 1588 Abidjan 03
(00225) 05 77 87 31
etien_nda@yahoo.fr

L'HARMATTAN MAURITANIE
Espace El Kettab du livre francophone
N° 472 avenue du Palais des Congrès
BP 316 Nouakchott
(00222) 63 25 980

L'HARMATTAN SÉNÉGAL
« Villa Rose », rue de Diourbel X G, Point E
BP 45034 Dakar FANN
(00221) 33 825 98 58 / 77 242 25 08
senharmattan@gmail.com

L'HARMATTAN TOGO
1771, Bd du 13 janvier
BP 414 Lomé
Tél : 00 228 2201792
gerry@taama.net

Achevé d'imprimer par Corlet Numérique - 14110 Condé-sur-Noireau
N° d'Imprimeur : 100466 - Dépôt légal : août 2013 - *Imprimé en France*

www.ingramcontent.com/pod-product-compliance
Lightning Source LLC
LaVergne TN
LVHW051356061026
849535LV00009B/3209